10 MEJORES TIPS

PARA EL

ANTI-ENVEJECIMIENTO

HOLÍSTICO

UNA GUÍA RÁPIDA

PARA EL REJUVENECIMIENTO

DE ADENTRO PARA AFUERA

10 MEJORES TIPS

PARA EL

ANTI-ENVEJECIMIENTO

HOLÍSTICO

UNA GUÍA RÁPIDA

PARA EL REJUVENECIMIENTO

DE ADENTRO PARA AFUERA

Lilibeth André

LAAD

LAAD

10 Mejores Tips Para el Anti-envejecimiento Holístico, una guía rápida para el rejuvenecimiento de adentro hacia afuera. Copyright © 2018, 2019 Lilibeth Andre. Ninguna porción de este libro podrá ser reproducido en ninguna forma sin el permiso escrito del autor o la editorial.

P. O. Box 1544, Bellaire, Texas 77402, (832) 660-7517.

ISBN-13: 978-0-9855836-9-9

Contenido

Dedicatoria

Para mi Mamá
por mostrarme todo sobre lo que es estilo y ser práctico.

Para mis hijos por ser grandes e independientes, y por
aguantar a Dra. Mamá todos estos años.

Para Carlos por recordarme los diferentes tipos de amor.

Con agradecimiento a Luis por su contribución.

Introducción

Un día estaba platicando con mi madre. Le estaba dando sugerencias sobre como mejorar su salud, mente y espíritu como lo habia hecho tantas veces a lo largo de los años. Ella, dentro de su bondad maternal sugirió que debería escribir un libro. Su intención era ocuparme escribiendo un libro en lugar de aconsejándola—mamá es muy independiente. Dijo que con un libro podría compartir mis ideas con mas personas.

La idea me agradó de inmediato porque los beneficios de una vida sana y holística son obvios para mi. Veo como el vivir holísticamente puede ser simplificado para obtener mas beneficios en menos tiempo. Comprendiendo esto podremos crear una mejor vida en el estilo que mejor nos sirva y quizas podremos compartir este deseo con nuestra familia y nuestra comunidad.

Este libro es el resultado de 40 años de aprendizaje de experiencia personal y práctica, estudio y exploración continua sobre como funciona el cuerpo. Presenta selecciones sencillas y naturales que pueden mejorar nuestra función corporal.

He visto cómo un cuerpo que funciona bien no solo se desempeña mejor sino que se ve mejor tambien. Un buen día me senté y me puse a identificar lo que yo pensaba eran los mejores consejos. La idea era poder mostrarle a cualquier persona el mejor camino para ayudar al cuerpo a trabajar, sentirse y verse major. Pensé que destilando mi experiencia podria darle a alguien un entendimiento esencial como una base sólida para una buena salud óptima. Sé que este entendimiento puede habilitar un efecto positivo en el interior y se refleja invariablemente en una major apariencia juvenile en el exterior, y eso es lo que todos queremos.

Estos son mis **10 Mejores Tips para el Anti-Envejecimiento Holístico, una guía rápida de rejuvenecimiento de adentro para afuera**. Espero que estos pasos fundamentals simplificados te ayuden a entender mejor porque nuestro cuerpo necesita nuestro apoyo para ayudarlo a ser el mejor, por dentro y por fuera.

Salud!

10 Mejores Tips

En 10 Mejores Tips Para El Anti-Envejecimiento Holístico recopile 10 conceptos que son esenciales para un cuerpo, mente y espíritu juvenile. Hoy, estos tips proveen una guía de prácticas naturales que puedes incorporar dentro de tu vida diaria. Ayudan a detonar y mantener procesos de rejuvenecimiento que se lleva a cabo en nuestro cuerpo del interior hacia el exterior.

Estos tips son prácticas básicas y sencillas. Pueden adoptarlas para el rejuvenecimiento de su cuerpo pero el beneficio irá mas allá de lo físico. Esto se logra equilibrando el cuerpo, las emociones y el espíritu. Lo beneficios en como su cuerpo se ve, se siente y funciona serán notorious.

Envejecimiento

Envejecimiento es la palabra temida que manda a la mitad de la población a probar cualquier cosa para intentar detener los efectos de los estragos del paso del tiempo en nosotros.

Este paso del tiempo es el testimonio que observamos día a día frente al espejo. Tambien somos testigos de la huella de la fuerza de la gravedad en nuestro cuerpo y cara. Lo que no observamos es que el efecto no solo es de la gravedad o del mismo reloj. El efecto de envejecimiento comienza mucho antes de ver uestra imagen reflejada en el espejo. Comienza desde adentro. Este es el silencioso culpable que comienza a deteriorar nuestros diferentes sistemas corporals. Empezamos a ver la perdida de rendimiento. La segura señal de que nuestros sistemas, una vez vistos como inagotables e invencibles, comienzan a entrar en una etapa en la que se compromete su óptimo funcionamiento debido a la pérdida de apoyo.

El apoyo que nuestros sistemas corporales necesitan es nutricional en su mayor parte. Cuando nuestro cuerpo no recibe el valor nutricional que require, comienza a realocar los nutrients más accesibles desde adentro. Este ajuste se lleva a cabo para privilegiar su trabajo esencial: mantenernos con vida.

El reequilibrio de recursos metabólicos tiene más que ver con función que con el resultado. El cuerpo se encargará e primer instancia de garantizar las necesidades primordiales para sostener las funciones diarias, y guardará para mañana lo que no necesita ahora.

El problema surje cuando esta reubicación urgente se convierte en la norma diaria.

Cuando el cuerpo no recibe los nutrients esenciales comienza a trabajar con recursos reducidos.

Como es eso? Digamos que no estamos obteniendo el calcio adecuado. A lo largo del tiempo la deficiencia comienza a causar que el cuerpo tome de sus propios recursos pero descalcificación de huesos no es el único resultado. La deficiencia puede afectar a muchas de las funciones del cuerpo incluyendo el sueño, descanso y restauración.

Salud Holística

La salud holística es un término del común conocimiento y que muchos entienden. Sin embargo, más personas están empezando a comprender la integridad de ello.

Antes que nada, cuando vemos lo que es la salud pensamos en la salud física, el cuerpo en el cual habitamos. La salud física abarca la correcta fisiología de todos los sistemas del cuerpo y como éstos se relacionan entre sí pero esto por sí mismo no es la imagen completa. Debemos incluir la salud emocional y espiritual como components importantes para lograr la salud completa.

Nuestro entendimiento sobre la importancia que tienen las emociones en nustras funciones físicas del cuerpo está creciendo. Nuestras emociones son la manera en que escogemos cómo manejar nuestras circunstancias. Son lo que nos dirige a altos niveles de estrés o a un enfoque más consciente de las ocurrencias diarias de la vida. Las emociones son como respondemos a esas circunstancias de prueba, que nos llevan a questionar prácticamente todos los aspectos de la vida misma.

La salud spiritual es importnte porque nos ofrece una conexión a aquello que es más grande que nosotros mismos. Es la fuerza que en multiples ocasiones y al paso de los tiempos ha provisto de sanación a niveles que apoyan la salud y bienestar de nuestro cuerpo. Este es el espacio del más allá.

El Medio Ambiente

Una gran extensión de lo que es la salud holística cae dentro de los efectos del medio ambiente, el espacio a nuestro alrededor. El medio ambiente es donde vivimos, cómo vivimos y porqué vivimos. El efecto del medio ambiente puede determinar nuestra salud basado en las opciones y oportunidades de vida. Puede medir cosas como el accesso a alimentos orgánicos y locales, la disponibilidad de campo verde o espacio recreativo, y acceso a transporte que sirve nuestras necesidades así como tantas otras variables.

El medio ambiente también puede significar exposición a toxinas o falta de educación adecuada la cual se refleja directamene en nuestra salud y bienestear.

Opciones Naturales

Innumerables opciones para conservar nuestra juventud o presumen dar marcha atrás al envejecimiento están disponibles a nuestro alcance. En esta guía encontrarás las opciones holísticas más sencillas y completas que están más accesibles a todos y ahí se encuentra su valor.

He desarrollado estos tips a lo largo del tiempo y práctica. En combinación, estos 10 Mejores Tips te dan un arsenal de herramientas de una fundación sólida para tu rejuvenecimiento natural.

Tip #1: Agua

El primer tip es: AGUA.

Por qué el agua?

Agua es de lo cual el cuerpo humano se compone. El cuerpo adulto esta compuesto por un 60% de agua. El agua es la vida y la base de casi todo en la Tierra.

El agua compone el 73% de nuestro cerebro y corazón.

Nuestros pulmones son 83% agua.

Nuestros músculos y riñones son 79% agua.

Nuestros huesos se componen hasta de un 31% de agua.

Y el hecho más notable de anti-envejecimiento es que la piel es un 64% agua.

Qué significa eso?

Esto significa que sin la cantidad adecuada de agua nuestro cuerpo no funcionaría apropiadamente. Un hombre adulto necesita aproximadamente 3 litros de agua al día (más si vive en un ambiente árido y es activo fisicamente), y una mujer necesita 2.2 litros de agua al día.

Cuando el agua escacea, nuestro cuerpo, en su sabiduría natural, empieza a racionar el agua para proveerla a los órganos y funciones más importantes para mantenernos con vida.

Esto significa que cuando no hay suficiente agua nuestras funciones vitals reciben el agua que el cuerpo encuentra y el agua se reduce de los órganos o funciones menos vitals.

Al adopter este esquema, nuestro cuerpo opera con una más alta toxicidad y merma su función resultando en envejecimiento prematuro de los órganos y piel.

Para entender mejor qué tan importante es el agua para ayudar a nuestro cuerpo hacer mejor su trabajo podemos observer la gran importancia que tiene el agua para nuestros diversos sistemas corporals.

El sistema digestivo opera a base de agua. El agua ayuda a formar la saliva, el primer paso del sistema digestivo. También apoya la producción de enzimas y la descomposición de nuestra comida en nutrientes para que sean asimilados. El deshecho es removido y descartado. Todo este trabajo es vitalmente dependiente del agua para facilitar todo el procesamiento.

Nuestro cerebro usa el agua para producir hormonas y neurotransmisores. Nuevamente, el agua es vital para las funciones de producción, distribución y eliminación.

El agua mantiene la humedad de la membrana mucosa protectora que se encuentra en naríz, ojos, garganta, oídos y demas areas protectoras. Esta membrana constituye una barrera contra agentes infecciosos. Permite permeabilidad para absorber, eliminar y tambien ayuda a bloquear acceso invasor indeseados cuando se necesita.

El agua regula la temperature del cuerpo a través de la respiración y transpiración actuando como un sistema de refrigeración sofisticado.

Permite que las celulas crezcan, se reproduzcan y sobrevivan. Sin el agua, éste proceso sería más lento y deficiente.

El agua es un amortiguador para el cerebro y la medulla espinal. Absorbe la fuerza de impacto ofreciendo un fuerte escudo protector que puede ayudar a mitigar trauma.

El agua elimina deshecho de nuestro cuerpo, principalmente a través de la orina pero tambien a través de la transpiración y fluidos del cuerpo. Ayuda a purgar nuestro sistema para mantenerlo operando efectiva y eficientemente.

El agua lubrica nuestas coyunturas. Se convierte en el flujo protector que llega donde se necesita.

Desintegra nuestros alimentos en componentes necesarios para nuestra digestión y sobreviviencia.

Es el component principal de los diversos órganos de nuestro cuerpo.

El agua tambien ayuda a distribuir el oxigeno a todas las partes de nuestro cuerpo.

Como obtenemos el agua para nuestro cuerpo?

Mencioné anteriormente que el agua consituye el mayor compone en el cuerpo humano en un 60%. Si establecemos que el agua es vital para nuestra optima funcion debemos de entender que:

El cuerpo de un infant está compuesto de una mayor cantidad de agua que un adulto (78% al nacer).

Un hombre adulto esta compuesto por un menor porcentaje (60%).

Mientras que el de la mujer, teniendo mayor cantidad de tejido graso, está compuesto de menos agua (55%).

Obtenemos nuestra agua de fuentes naturales y filtradas.

Tambien obtenemos agua de nuestros alimentos. Algunos de estos alimentos pueden tener el efecto opuesto y en lugar de hidratarnos nos provocan una deshidratan a nuestro cuerpo. Estos son típicamente alimentos que son altos en azucares o carbohidratos, irritantes o condimentados, o aquellos que resi;tam pesados para el proceso digestivo tales como carnes o comidas cocidas porque requieren mas energía para digerir y la energía genera calor.

El agua es incolora, inodora y sin sabor y para server mejor al cuerpo debemos obtener agua de alta calidad.

El agua, aparte de su función hidratante, nos prove con energía y minerals. Es lo que se llama agua viva.

El agua municipal es típicamente agua potable. Eso quiere decir que ha sido tratada para limpiarla.

Por qué necesitamos limpiar nuestra agua?

Necesitamos limpiar nuestra agua porque el agua es reciclada. De hecho, toda el agua de la tierra es reciclada por la naturaleza.

No hay fuente que produzca nuevas cantidades de agua en el planeta. La cantidad de agua que tenemos en la tierra hoy en dia es la misma cantidad de agua que hemos tenido y que tendremos siempre.

Dependerá de nosotros si cuidamos de nuestra agua y la mantenemos pura o no porque agua pura y limpia, libre de contaminantes, es lo que necesitamos para sobrevivir.

Ahora, si queremos que nuestro cuerpo se mantenga en rendimiento óptimo, incluyendo nuestra piel, debemos mantenernos hidratados con agua viva y con hidratación adecuada de nuestros alimentos.

Cuales son los alimentos hidratantes?

Todos los alimentos crudos son alimentos hidratantes. Las frutas y verduras son los alimentos más hidratantes. Estos seran preferiblemente orgánicos y locales para ser los más puros, frescos y beneficiosos.

He mencionado que alimentos cocidos, especialmente aquellos que requieren mas esfuerzo digestivoe como la carne y alimentos altamente condimentados, requiren mayor cantidad de energía para procesarse. Generan más calor y requieren mayor hidratación para sostener el mismo nivel de función porque el calor puede aletargarlo todo.

Los carbohidratos (pan, harina, azucar, tortillas, arroz y papas) actuan como esponjas en el proceso digestivo. Absorben cualquier humedad que encuentren en el camino.

Qué sucede cuando hay insuficiente hidratación? Lo primero es que la digestion se vuelve extriñida, y el cuerpo comienza a tomar agua de otras funciones menos esenciales. Comienza a robar hidratación de la piel y funciones menos vitals. El resultado es envejecimiento prematuro.

Por eso recuerda que el agua es nuestra amiga.

Manteniendo nuestro cuerpo bien hidratado con agua viva y alimentos frescos y abundantes ayudará a nuestro cuerpo a funcionar óptimamente de adentro para afuera. Nos proveerá la hidratación apropiada para nuestros sistemas corporal para un rendimiento óptimo, y esta optimización se reflejará en nuestra piel. Estará mas fresca, brillante, y más elástica.

Un cuerpo óptimo es el más sano y más rejuvenecido que puedes tener hoy.

Tip #2: Movimiento

Este tip nos dá una herramienta que podemos aplicar todos los días para mejorar y mantener la condición de nuestro cuerpo y de esa manera apoyar su función positiva.

El cuerpo humano fué hecho para moverse.

Ese movimiento ocurre interna y externamente tambien. Todos los sistemas del cuerpo trabajan mejor cuando están en movimiento porque la vida es movimiento.

La vida se forma porque el movimiento existe. El movimiento une a dos células que dan lugar a la creación de la vida. Las células continuan multiplicádose y creciendo creando nuevos organismos, y uno de esos organismos es el ser humano.

Los humanos están en movimiento desde el momento en que se forman. El cuerpo crece y se desarrolla en el exterior a traves del movimiento. Aún cuando el cuerpo esta aparentemente en calma, el cuerpo esta en constante movimiento. Es como una gran orquesta de sistemas que sostienen al cuerpo en una sinfonía orquestrada de actividades, cada una en coordinación con la otra.

El movimiento es vital para sostener al cuerpo en tono y buena salud.

Y porqué queremos mantener al cuerpo en buen tono?

Un cuerpo tonificado trabaja y funciona major. Si el cuerpo es el contenedor de nuestras emociones, nuestro espiritu, y nuestros sistemas del cuerpo físico, la casa en la cual residen, entonces porqué no ofrecer el mejor contenedor?

Nuestro cuerpo es único. Solo hay uno como nosotros. La belleza de nuestro cuerpo es elevada por el movimiento sincronizado de todos nuestros sistemas del cuerpo.

Si proveemos a nuestro cuerpo el movimiento que require para oxigenarse a si mismo, estaremos dándole a nuestro cuerpo la herramienta que necesita para mantener un nivel adecuado de oxigeno para cumplir sus funciones. El oxigeno nutrirá los tejidos y órganos, y de esta manera será capaz de eliminar deshecho de nuestro cuerpo tambien. El oxigeno llega a nutrir y limpiar. El movimeinto ayuda a ingerir y a promover oxigenación. Barre el oxigeno a lo largo del cuerpo para entregar este nutrient y eliminar deshecho.

Porque el cuerpo necesita movimiento para digerir, procesar, bombear, impulsar, extraer, y eliminar podemos decir que el cuerpo nunca descansa. Está en constant movimiento.

Los movimientos involuntarios del cuerpo controlan las funciones automáticas. Estos movimientos permiten que el cuerpo respire, oxigene la sangre, reciba comunicaciones del sistema nervioso, desarrolle y mantenga rendimiento óptimo sin que tengamos que decirle que hacer.

Estos movimientos automáticos pueden ser influenciados por circunstancias externas tales como el estrés que pueden causar que el cuerpo este en guardia, para pelear o escaper. De ésta manera, el cuerpo puede ser influenciado para relajarse y permitir que determinadas actividades se lleven a cabo, como la digestión, el descanso y el disfrute de actvidades placenteras.

Los movimientos voluntaries del cuerpo son aquellos que controlamos nosotros mismos tales como el caminar, cepillar el pelo, leer o bailar. Si el cuerpo cesa de estar en movimiento afectará la salud general de la persona. Los organos y los sistemas del cuerpo empezarán a avejentarse prematuramente.

Porqué mantener el cuerpo en movimeinto?

Manteniendo la actividad regular del cuerpo nos ayuda a mejorar la calidad de nuestra vida. Cuando el cuerpo comienza a atrofiarse empieza a desarrollar enfermedad que se puede evitar con un nivel de actividad regular.

La actividad regular nos ayuda a mantener un cuerpo limpio, libre de acumulaciones estancadas que resultan en intoxicación. A la larga ésta limpieza mantiene nuestros órganos y sistemas más saludables. El movimiento regular nos permite mantener un apetito saludable, reduce extreñimiento y promueve el sueño de buena calidad pero estos efectos beneficiosos se reducen en unas cuantas semanas cuando el movimiento regular cesa.

La fuerza del corazón y aquella de los músculos en nuestro cuerpo aumenta y se mantiene con el movimiento regular. La juventud a veces nos permite ser laxos y no proveemos a nuestro cuerpo el ejercicio y movimeinto regular. La actividad regular se convierte en algo más importante con la edad porque el cuerpo necesita más cuidado para mantener su forma y limpieza. El ejercicio es importante a cualquier edad. Ayuda al cuerpo a funcionar óptimamente.

Los beneficios de la actividad regular

Con la edad comenzamos a perder fuerza y eficiencia en todos los aspectos. Esta perdida puede ser aminorada a travéz de actividad física frequente. Estos son los beneficios:

1. El ejericio aumenta nuestra fuerza aeróbica.

Logra ésto proveendo oxygeno a través de todo el cuerpo de una manera eficiente para nutrir nuestro tejido. Esta capacidad puede disminuir con la edad, pero con ejercicio regular podemos reducir la pérdida natural y mantener mejor oxigenación de nuestro cuerpo y mejorar el tono muscular.

2. Mantiene la función inmunológica.

Teniendo un cuerpo que funciona eficientemente podemos mantener nuestro sistema inmunológico en un estado más sano y efectivo apoyando nuestra salúd física y emocional. El cuerpo puede defenderse de una mejor manera porque está más limpio y fuerte.

3. La actividad física ayuda a reducer la grasa corporal.

El cuerpo alcanza la reducción de grasa corporal quemando calorias más eficientemente, manteniendo masa muscular y manteniendo nuestro peso. Mientras menos actividad tenemos durante el día mas calorias que recibimos de nuestros alimentos guardamos. Esta energía se convierte en grasa porque no la usamos. Por eso la actividad física es imporante para que podamos usar esas calorias. Un estilo de vida sedentario alenta nuestro consum de calorias almacenadas y el resultado muestra un cuerpo letárgico con exceso de grasa corporal. Nos volvemos menos eficientes.

4. La actividad regular nos ayuda a mantener la densidad de nuestros huesos.

Con la edad y la falta de actividad empezamos a perder fuerza mineral en nuestros huesos. El ejercicio, especialmente aquel con resistencia y pesas, ayuda a mantener la densidad osea la cual es muy importante para apoyar a nuestros músculos y fuerza.

5. Manutención de masa mucular.

La masa muscular es el resultado de actividad física con resistencia. Esta resistencia, junto con el beneficio a nuestros huesos nos ayuda a mantener una masa muscular sana y libre de grasa.

6. Mayor capacidad de respiración.

En lo que mejoramos nuestra condición física con ejercicio reguar aumentamos nuestra capacidad de respiracion y aumentamos nuestro nivel de energia. De esta manera ganamos fuerza para major proveer oxigeno a nuestro cuerpo y para eliminar bioxido de arbono. Ganamos mas fuerza y menos fatiga. Esto resulta en rendimiento optimo de nuestro cuerpo.

7. Mantiene la flexibilidad.

El moviviento de estiramiento y flexionar nos prove la actividd que nos ayuda a mantener flexibilidad de articulaciones y coyunturas. Estos movimientos nos ayuda a evitar la alrtritis. Nos mantienen agiles y moviendonos suavemente.

8. El movimiento intensifica la actividad sexual.

La actividad sexual tambien se beneficia de actividad fisica porque ayuda a mantener nuestras glandulas endocrinas y la produccion de hormonas. Este mantenimiento y produccion mejora nuestra function sexual porque las hormonas estan en major equilibrio. El ejercicio tambien nos ayuda a vernos major y eso nos da mayor confianza en nuestro cuerpo.

9. La actividad fisica mejora el sueño y nuestro temperamento.

La actividad fisica durante el dia ayuda a mantener el tono de nuestro ritmo circadiano. Nuestro cuerpo se pone a tono con el ciclo de la tierra. Esta coordinacion ayuda a prepararnos para el sueño en la noche y reduce la ansiedad. Permite que nuestro cuerpo descanse y se repare a si mismo. Y este descanso y mantenimiento result en mejor salud y disposicion. Nos ayuda a sentirnos mejor.

10. El movimiento ayuda a mejorar nuestra capacidad mental.

El movimiento aumenta nuestra inteligencia y memoria. Ayuda a reducir la demencia porque la alta y frecuente oxigenacion a traves de actividad fisica mantiene un suministro saludable al cerebro. Esta oxigenacion ayuda a evitar enfermedades cardiovasculares y mejora el fluo de sangre para un mejor funcionamiento.

Que tipo de ejercicio es apropiado?

El primer paso para la condicion fisica es estar en forma y desues mantener su nivel de acondicionmiento. Hay muchas actividades que se pueden llevar a cabo en un gimnasio o en casi cualquier otro lugar. Hay personas que gustan del aspect social de un gimnasio y hay algunos que prefieren la paz de ejercitar por su cuenta.

Una rutina de ejercicio regular basico ayuda a mantener tu peso, mejora la Resistencia osea, mejora el equilibrio y movimiento, ayuda a reducer la perdida de memoria, y ayuda a evitar problemas urinarios.

Estos ejercicios ayudan a apoyar los beneficios de movimiento:

Tai chi

El tai chi es una forma de artes marciales que combinan movimiento y relajacion para fortalecer el cuerpo y mente. Este ejercicio mejora fuerza y equilibrio. El ejercicio consiste en movimientos lentos y ligeros compuestos de posturas de movimiento suave. Es de bajo impacto y recomendado para todas las edades y niveles de condicion fisica.

Natacion

La natacion es ideal para personas cuyos problemas se basan en las articulaciones o el peso. Es un ejercicio acondicionador y aumenta el aguante para toda persona. La natacion y aun los aerobicos aquaticos ambos ayudan a mejorar estado mental y emocional tambien. Estas pueden ser actividades individuales o en grupo.

Caminata

La caminata es el ejercicio mas facil y mas accessible. Puede tambien ser el mas efectivo porque ayuda a todas las areas de salud fisica y mental. Lo mas importante es un buen par de zapatos de caminata para proveerle de proteccion a pies y cuerpo. Puede comenzar con una caminata ligera de 10 minutos. Puede aumentar el tiempo y velocidad gradualmente para alcanzar de 30 a 60 minutos al dia. Puede ser tan efectivo como el corer y de menos impacto al cuerpo.

Entrenamiento de Pesas

El entrenamiento de pesas ayuda a definir el cuerpo quemando grasa y aumentando la densidad muscular. Ayuda a fortificar los huesos. El entrenamiento de pesas se puede llevar a cabo utilizando su propio peso del cuerpo como en yoga o se puede hacer con pesas o equipo de tension. La major estrategia is aprender la forma propiamente y entonces poco a poco ir aumentando peso.

Ejercicios Kegel

El efecto de los ejercicios Kegel no es obvio en la aparencia fisica. Su efecto y beneficio resulta en fortificar el suelo pelvico. Esta fortificacion prove apoyo a la vejiga y ayuda a prevenir la incontinencia. Los ejercicios son muy sencillos y se pueden llevar a cabo por hombres o mujeres, en cualquier lugar y a cualquier hora.

Hay muchas actividades que se pueden contar como ejercicio, como el baile, deportes, y trabajar en el jardin. La variedad es Buena practica para evitar el aburrimiento, y la consistencia es necesaria para crear una disciplina de Buena salud.

Incluir 30 minutos de ejercicio aerobico al dia prove buen acondicionamiento que es ideal para la major function del cuerpo.

Implementando un regimen diario de ejercicio acondiciona el cuerpo mientras apoya el major funcionamiento de organos y sistemas del cuerpo. El resultado se observa en major calidad de piel, mejorando su condicion y textura. Pore so es que el ejercicio es muy importante para combater el envejecimiento premature y para mantener una apariencia rejuvenecida.

Tip #3 Comida

Este tip nos da una herramieta que podemos usar todos los días. Aplicarla apropiadamente nos da un gran valor. Es la herramienta para alimentarnos major y apoyar la función apropiada de nuestro cuerpo.

La comida es nuestra herramienta de más fácil control. Es una herramienta muy potente. Cuando Hipócrates dijo, "Deja que tu alimento sea tu medicina y que tu medicina sea tu alimento", estaba diciendo algo muy importante.

Cuando proveemos al cuerpo con una dieta saludable y balanceada le estamos proveyendo una buena fuente de energía que puede utilizar para máxima ventaja. Y estos mismos alimentos pueden ser una gran ayuda para recuperar nuestra función natural de la manera más sencilla y benigna.

Lo esencial que necesitamos saber es que nuestros alimentos pueden proveernos de todo lo que necesitamos para nutrir el cuerpo. Nos da lo que necesitamos para mantenerlo en buena condición física. El resultado de comer mal puede ser enumerado en una serie de males que pueden ser evitados comiendo bien.

A la larga, males nutricionales pueden resultar en enfermedades tales como:

Obesidad

Una acumulación excesiva de grasa corporal como resultado de consume excesivo de calorias.

Desordenes Nutricionales

Tambien hay desordenes nutricionales como la anorexia, bulimia, glutoneria, y la pica.

Enfermedad Crónica

El mal comer tambien puede resultar en enfermedad cardiovascular, hipertensión, cancer y diabetes.

Estos males, por ende pueden mejorar bastante si tambien los manejamos con una dieta saludable y balanceada específica a nuestras necesidades. Nuestro cuerpo agradecerá la óptima selección de combustible.

Vemos que los males nutricionales muchas veces pueden ser prevenidos, y en muchos casos, correjidos con buena nutrición. Estos males pueden incluir:

Desarrollo anormal

Desordenes metabólicos hereditarios

Interacción entre alimentos, nutrients y medicamentos

Alergias alimentarias e intolerancias nutricionales

Peligro potencial en el suministro de alimentos

Otras dolencias

Mala nutrición crónica es una plaga de la vida moderna. El efecto de no comer suficiente o no comer los suficientes nutrients tiene un efecto inmediato en los niños. Pérdida de peso, incapacidad de desarrollo, y la falta de grasa corporal y músculo resulta en una reducción de función mental, y en un aumento a la suceptibilidad de enfermedades a consecuencia de no comer bien o de no proveer u obtener los nutrients apropiados de los alimentos que comemos.

Al no poder obtener las suficientes proteinas, grasas, ácidos, vitaminas o minerals, el cuerpo está mal nutrido y no puede funcionar como está diseñado para hacerlo. Esta deficiencia también puede afectar el aprendizaje.

Qué es lo que debemos hacer para nutrirnos apropiadamente?

El cuerpo necesita energía y proteína.

La energía rápida de fácil digestion se deriva de los azucares. Esto no se refiere al azúcar de mesa. Se refiere a los alimentos tales como las frutas, raíces, granos y la miel. Estos son principalmente azucares que el cuerpo facilmente puede accesar a través de la digestion apropiada. Se pueden utilizer inmediatamente para alimentarnos de energía.

Las proteinas son energía lenta o que se provee lentamente conforme se va utilizando. A través de un proceso más elaborado y lento, el cuerpo convierte las proteinas en azucares y estas, a su vez, se convierten en energía también.

Podriamos pensar que la fórmula secreta entonces sería una comida con azucares y proteínas pero eso no es necesariamente cierto. La sabia química de nuestro cuerpo se adapta para digerir una u otra y no ambas al mismo tiempo. Por so es que notamos que una comida pesada compuesta de ambas, tal como un bistec y papas, nos puede tomar un rato para digerir porque la vía digestiva está trabajando en dos proyectos diferentes al mismo tiempo. También puede significar que solo puede hacer un trabajo bien y dos no tan bien. El resultado entonces seria indigestión o mala asimilación de nutrientes.

Ejemplos de azucares se pueden encontrar en alimentos frescos y en granos tales como:

Manzanas

Moras

Pepinos

Calabaza

Betabel

Zanahoria

Chía

Amaranto

Quinoa

Algunos ejemplos de buena proteína son:

Carnes

Pescado

Pavo

Legumbres

Quinoa

Nueces

Semillas

Granos integrales

Debemos de entender que los granos integrals se llaman así porque están completos. En la parte exterior contienen el germen que nos prove con proteína, fibra y nutrientes. Por dentro contienen los azucares que le dan a la semilla todo lo que necesita para alimentar el crecimiento que producira el germinado y la nueva planta. Por esta razón entendemos que las harinas refinadas solo son los azucares de la semilla y que el germen (el component nutricional) ha sido removido junto con su valor nutricional.

Otra trampa nutricional son los granos genéticamente modificados. Estos tienen una composición química diferente a la que nuestro cuerpo reconoce. No somos capaces de digerir, absorber o eliminarlos, como es la función natural del cuerpo, por lo que los guarda para después. Y a la larga, estos azucares siguen esperando su turno para ser procesados, utilizados y eliminados.

Cómo deben de ser los alimentos?

Los alimentos deben ser naturales, frescos y de buena calidad. Estos son los alimentos que proveen los mejores nutrientes.

Cuáles son los mejores alimentos naturales?

Los mejores alimentos naturales son orgánicos, locales y de la temporada. Son los que contienen el mayor valor nutricional.

Porqué?

Aunque la definición de "orgánico" no es lo mismo para todos, ya que la definición no está estrictamente controlada, los alimentos que entendemos como orgánicos son los que crecen en tierra fertilizada con composta orgánica y fertilizantes naturales. Es my importante nutrir la tierra porque a través de los siglos, la tierra ha perdido su valor natural. Esto ha ocurrido a través de uso excesivo y abuso, y como resultado de la contaminación.

La tierra que es rica en minerals provee plantas con éstos que se necesitan para crecer ricas en nutrientes. A través de la fotosíntesis, los minerals han sido procesados por la planta y son preparados por la naturaleza para la pronta y fácil asimilación por el cuerpo humano. Estos, junto con las vitaminas creadas por la planta, estan listos para nutrirnos como alimentos frescos.

Los alimentos locales son más frescos y más nutritivos. No necesitan ser cosechados mientras aún estan verdes para transportares a través de grandes distancias, y no necesitas ser rociados con gas para conservarlas y hacer que se vean más bonitos a pesar de no haber madurado.

Los alimentos locales pueden dejarse madurar en la rama. Por lo tanto sus azucares tienen la opportunidad de reaccionar bajo la luz del sol. Son más fáciles de descomponer y absorber por nuestro sistema digestive y al ser más frescos y maduros, tienen mejor sabor.

Los alimentos de temporda son imporantes porque nos proveen de los elementos esenciales que necesitamos para equipar a nuestro cuerpo con las defensas necesarias para cada temporada. Con los mejores nutrientes para cada temporada específica del año estaremos mejor preparados para combatir alergias ambientales y los posibles efectos que los cambios de temperature podrían tener en nuestro organismo. Estos nutrientes también benefician nuestras necesidades digestivas en cada temporada.

Cómo se lleva esto a cabo?

Los alimentos frescos de temporada contienen la mayor cantidad de enzimas digestivas que necesitamos para digerirlos más eficientemente. Son alimentos integrals y como tales, son más fáciles de descomponer y absorber porque cada alimento contiene los elementos para procesarlos mejor. Esta integridad los hace más nutritivos porque nuestro cuerpo los puede aprovechar major.

El alimento fresco es también más colorido y apetitoso. Tiene un aroma que nos llama. Nos invita a probarlo y a comerlo. No necesita aditivos adicionales para mostrar su belleza. Si recuperamos el sabor por la comida cruda podremos disfrutar los alimentos con mayor valor nutricional y digestivo. En lo que los alimentos se cocinan empiezan a perder su contenido nutricional y sus enzimas digestivas. Esto los convierte en calorias vacías que nos dejan con hambre. Y el hambre insatisfecha nos lleva a comer más.

En alguna ocasión podemos caer en el mal hábito de comer azucares refinadas. Estas pueden ser harina refinada y pasta, pan blanco, papas peladas, tortillas de maiz sin nixtamalizar, arroz blanco, y azúcar de mesa.

Los azucares refinados nos pueden dar satisfacción temporal. Nos pueden ayudar a sentirnos energetizados, satisfechos y hasta cierto punto alegres, pero el azúcar no nos nutre necesariamente. El exceso puede crear una sobreoferta de energía esperando ser utilizada. A corto plazo, cuando el efecto estimulante pasa, nos deja sintiendo el hambre e insatisfacción nuevamente. Este ciclo de calorías vacias necesita ser manejado por el cuerpo tratando de compensar por el exceso de azucares refinadas.

Qué más necesito saber sobre los alimentos frescos?

En la escuela aprendimos que los alimentos se dividen en 5 grupos básicos de alimentos pero muchos hoy en día questionan estas divisions.

Los grupos básicos eran divididos en:

Granos: panes, cereals, arroz, pasta, y otros granos.

Vegetales: vegetales y legumbres

Fruta: frutos

Productos lácteos: leche, yogurt, queso, y otras alternativas.

Carnes (o proteinas): carne pescado, aves, huevos, nueces y legumbres.

Actualmente, los alimentos se dividen de la misma manera más o menos pero incluyen una nueva y muy importante categoría la cual debido a malos entendidos del pasado fué eliminada de nuestras dietas por muchos años. Esta categoria es la de grasas y aceites. Estas son muy importante para el cuerpo. El exceso de grasa animal continua siendo insana pero la calidad de la grasa, especialmente la de aceites vegetales, es vital para la fución óptima de nuestro cuerpo.

Evita aceites hidrogenados o aceites hechos de granos modificados genéticamente. Los aceites prensados de vegetales en crudo, y grasas de ganado alimentado de pasto, y pescado silvestre son los mejores.

A este grupo de aceites podemos agregarle hierbas y especies por su valor nutricional y de sanación.

Otra cosa que debemos nota res que la pirámide de alimentos ha sido reorganizado un poco. Anteriormente, las calorías señaladas indicaban que necesitábamos consumer mayormente granos o azucares, la energia rápida que fácilmente asimilamos con actividad física. Pero hoy vemos que la cantidad de azucarers o carbohidratos es mucho menos de lo que antes pensabamos se necesitaba.

Tambien tomamos nota de que la proteina ahora es más importante. Es nuestra fuente de energia liberada con el tiempo y de larga duración

Lo mejor de el nuevo orden de los alimentos es que le damos a los alimentos frescos su merecido lugar en la pirámide de los alimentos. Vemos cómo las frutas y las verduras reciben su lugar como los cimientos y principals componentes de cada comidas. De esta manera, las frutas y las verduras nos proven con las vitaminas, minerals, fibra, fluidos, y necesarias enzimas para una mejor digestión, asimilación y eliminación.

Combinaciones de Alimentos

Otra recomendación para comer mejor es que debemos de observer las combinaciones de alimentos.

Nuestros alimentos son dulces, ácidos y grasos. Un ejemplo de un alimento dulce sería una manzana. Un alimento ácido lo representa una naranja, y un alimento graso seria un aguacate.

Con el fin de apoyar una mejor digestión debemos tener un mejor entendimiento de las combinaciones de los alimentos. La combinación más explosiva, hablando quimicamente, es la de frutos dulces con frutos ácidos. El ácido y los azucares se fermentan y podemos tener una acumulación incomoda en nuestra via digestiva. Sin embargo, los frutos acidos y los frutos grasos van bien juntos y facilitan su digestión y mutua absorción.

Con estas recomendaciones podemos adoptar habitos de comer mas saludablemente. Podemos obtener mejor entendimiento de los alimentos que elegimos comer y como reconocerlos mejor por su valor nutricional. Podremos proveer a nuestro cuerpo de los alimentos que le darán el mejor combustible así como los mejores recursos para una digestión, absorción y eliminación sana.

Tip #4 Sueño

El sueño es un estado recurrente de la mente y el cuerpo. Está caracterizado por un estado alterno de la consciencia con actividad sensorial relativamente inhibida; la inhibición de casi todos los músculos voluntaries y una reducida interacción con sus alrededores.

Cuando dormimos nuestra abilidad para reaccionar a estimulos es reducida. Es tambien la hora en que nuestro cuerpo toma ventaja del receso para mantenerse a si mismo.

Nuestro cuerpo orquestra todas las funciones del cuerpo durante el día y las funciones regenerativas durante la noche. Por esta razón, y en coordinación con los ritmos circadianos, los cambios diarios de la actividad física, mental y de comportamiento se llevan a cabo.

Hay funciones que se llevan a cabo durante el día con la luz solar y otras que se llevan a cabo en la oscuridad de la noche.

El dormer durante la noche y el estar despierto durante el dia es parte del ciclo circadiano y así es como el cuerpo se regula a sí mismo naturalmente. Si alteramos este ciclo orgánico que nos conecta con la tierra entonces nuestro ritmo comienza a funcionar de manera inadecuada y nuestro sueño se ve afectado.

Veamos por qué el cuerpo se afina con el ritmo circadiano de la tierra. Esto se refiere principalmente a que este ciclo empodera las funciones de mantenimeinto y regeneracion del cuerpo.

De esta manera, cuando despertamos entre las 5 y 7 de la mañana tambien despertamos a nuestro intestine grueso. Podemos apoyarlo tomando agua y una caminata para llenar nuestro cuerpo de aire puro y para activar la vía digestiva. De esta manera, nuestro cuerpo comienza el día con una evacuación de deshechos y lleno de oxigeno para energetizarlo.

Después de ese comienzo matutino viene el estomago con el des-ayuno (en otras palabras, rompemos el ayuno nocturno) y hacemos esto comiendo frutas, proteínas, carbohidratos de bajo nive glicémico—tales como granos integrals, leches de nueces o productos lácteos de bajo nivel graso, etc.

Despues sigue el bazo. Requiere que el cuerpo y la mente estén activos y generando fuerza mental y física necesaria durante el día. Esta fase estimula el metabolism y convierte a los nutrientes en energía.

Al rededor del medio dia comenzamos a impulsar al cuerpo para apoyar al corazón al comer y socializar en un ambiente de conversación y cooperación. La comida deberá ser balanceada y no muy pesada, y recomendamos un buen sentido del humor para generar una buena actitud abierta para facilitar la digestión.

Por la tarde es la hora de regenerar al intestino delgado. Es hora de respaldar el proceso digestivo con calma y trabajo mental en lo que el cuerpo se prepara para trabajar en la digestión de la comida.

Entre las 3 y 5 es el turno de la vejiga. Es la mejor hora de realizar nuestra tarea con mayor fuerza y eficiencia. Podemos apoyar esta actividad con té herbal, bebiendo más agua y desintoxicación para facilitar la actividad física que apoya al proceso digestivo de eliminacion de los desechos.

Los riñones sacan ventaja de la cena al restaurar las reservas de energía. Es un buen momento de ver cómo hemos usado la energía del día y para recordar que necesitamos mantener nuestra salud en primer lugar. Esto puede ser logrado repasando nuestros éxitos del día y disfrutando una deliciosa comida.

El pericardio trabaja mejor durante la primer parte de la noche. Es responsable de la circulación, irrigación al cerebro y a los órganos reproductivos. Este es el mejor momento para tener una vida social y disfrutar el estar vivos. Es también el mejor momento para concebir y ponerse rómantico.

Después de las 9 de la noche es hora de relajarse y dejar que la tiroides y las glándulas adrenals tomen un descanso para producir la cantidad adecuada de hormonas sexuales. También es el momento para la producción de cortisol que nos ayuda a combater el estrés que puede resultar en infecciones o alto nivel de azúcar. La actividad sedentaria como la lectura y evitar comer a esta hora es lo mejor que hay que hacer.

De aquí comenzamos el sueño regenerativo y limpiador de la vesícula donde el hígado guarda la bilis—una enzima digestive importante—y también drena deshecho del higado al duodeno, una parte del intestino delgado.

De la 1 a las 3 de la mañana, el hígado descarta alcohol, químicos, y medicamentos para desintoxicar el cuerpo, y por esto necesitamos comer sanamente durante el día. Esta es la limpieza del cuerpo que require sueño profundo y es cuando soñamos mas activamente.

El sueño profundo continua de 3 a 5 permitiendo la limpieza y regeneración de nuestros pulmones. Esta es la hora cuando nuestros pulmones eliminan toxinas a traves de tos o flema.

Y esto es como el nuevo día comienza con un cuerpo que ha sido regenerado durante el sueño.

Qué sucede cuando sufrimos de insomnio y no obtenemos el descanso necesario?

La falta de sueño adecuado resulta en agotamiento mental. La persona no descansa y se vuelve somnolienta durante el día. Pueden padecer de cambios de humor. Tambien pueden padecer de dificultad de concentración. La memoria puede ser afectada y la persona pueden tener dificultad procesando ideas. Se pueden sentir desorientados y la continua falta de sueño puede causar problemas digestivos, dolor somático, alucinaciones (visuals y auditivas), y también puede impactar el estado emocional resultando en depresión.

La falta de sueño afecta nuestra salud, puede causar envejecimiento premature del cuerpo debido a la falta de descanso y eliminación apropiada, y en algunas ocasiones puede llevar incluso a una muerte temprana. El sueño es muy importante para el descanso y la recuperación del cuerpo. Con el descanso adecuado el cuerpo se recupera óptimamente.

Cómo obtener un mejor descanso?

No vivas en tu habitación. Guarda ese espacio para el sueño y tu actividad íntima. Mantén la temperature a un nivel agradable. Evita dormir con mascotas en tu cuarto. Te pueden despertar cuando se mueven durante la noche, y pueden contribuir a la presencia de diversas alergias.

Mantén un regimen constant de sueño. Trata de irte a la cama y descansar a la misma hora, aun durante tus días de descanso. Esto ayuda al cuerpo a encontrar su rutina. Y si das la bienvenida al sol con una caminata energética cuando despiertas, será un tanto mejor.

Si tomas líquidos en las dos horas antes de ir a la cama podrás despertar para ir al baño. Prepárate para el sueño utilizando luces bajas durante las últimas horas antes de la hora de acostarse. Evita luces fuertes hasta la mañana.

Si el ruido interrumpe tu sueño o te despierta fácilmente, intenta utilizer sonidos suaves que opaque esos ruidos con ruido blanco como el de un ventilador o música para meditación.

Evita la cafeína, especialmente en la tarde o en la noche. Recuerda que el chocolate, los frutos como las papas, berenjena, chile y jitomate, y algunos analgésicos y medicamentos contienen cafeína también.

El Tabaco, como la cafeína, es un estimulante que irrita los nervios y al cuerpo manteniéndolo tenso y alerta.

Un baño de tina puede ayudar a relajar tu mente y cuerpo. Prueba aceites esenciales que te pueden ayudar a descansar. Lee un libro ligero o escucha musica suave.

Mantén tu cuarto bien ventilado durante el día y si el clima lo permite, considera abrir las ventanas y cortinas. El aire puro, el sol y la luz refrescan el ambiente donde dormirás. Esto puede crear un espacio de alta relajación y descanso. Evita utilizar productos nocivos tales como barnices y aerosoles que pueden contaminar el aire en tu cuarto.

Otras causas de insomnio:

Cambio de temporada

Alto nivel de toxinas

Deficiencias nutricionales

Cambios hormonales

Cambios de dieta

Cambios en tu nivel de actividad

Uso de medicamento o drogas

Algunos suplementos

Emociones que afectan el sueño

Como puede afectar el sueño las emociones?

El cambio puede provocar insomnio emocional

Estos cambios puede ser en:

Estilo de vida

Peso

Trabajo

Residencia

Cultura

Tiempo

Rutina

Familia

Temporada

Todos estos cambios pueden afectar nuestro sueño. Estos cambios emocionales pueden causar estres, ansiedad y depresión.

Por qué poner atención al insomnio?

El efecto acumulativo del insomnio puede resultar en efectos negativos a nuestra salud. Estos se pueden reflejar en:

Problemas psicológicos

Sistema immune debilitado

Obesidad

Diabetes

Alteración en la presión de la sangre

Enfermedad cardiovascular

Otro effecto importante es que la falta de sueño y descanso puede causar envejecimiento prematuro. Una buena razón para motivarnos a tener un sueño reparador

Qué es lo que podemos hacer?

Si has implementado las recomendaciones indicadas y no has tenido resultados, quizas quieras consultar con un terapista de salud holística. Podrían ayudarte a encontrar soluciones benignas y naturales que te ayuden a encontrar el sueño saludable y evitar el daño a tu salud.

Tip #5 Oración

Oración? Sí. La oración.

Te puedes preguntar, y qué tiene que ver la oración con el rejuvenecimiento holístico?

Bueno, ahí está el secreto. El secreto se encuentra precisamente en la palabra "holística".

Previamente habíamos dicho que la práctica holística nos pide que consideremos la interacción de los aspectos físicos, los mentales, los emocionales, y espirituales necesarios para alcanzar una salud balanceada.

La oración es una parte fundamental de la salud completa.

Por qué?

Veamos cuales pueden ser los beneficios de la oración, basándonos en estudios científicos:

Se ha visto que la oración nos ayuda con el auto-control. La oración nos ayuda a "estar presentes" y de esta manera, podemos ejercer auto-control cuando más lo necesitamos.

Tambien se ha visto que cuando oramos por otros hay una reducción en la agresividad después de un incidente que causa enojo. Se puede decir que el pensar en el bienestar de alguién más nos vuelve mas controlados con nosotros mismos.

Se ha visto que al orar por una pareja o amigo se es más fácil perdonar a estos individuos.

Los estudios encontraron que la oración por un amigo cercano aumenta la unión y la confianza entre amigos. Esto muestra que orar en grupo aumenta la unión entre las personas de esa comunidad.

Aquí voy a mencionar los beneficios de la oración en grupo a nivel de iglesia, comunidad o mundialmente.

Ha sido demostrado que aquellos que oran por otros son menos vulnerables a los efectos negativos asociados con el estrés. Fué demostrado que la oración por otros era lo que más contribuía a la neutralizacion de los efectos del estrés durante la oración.

Como resulado, estos estudios demuestran que la oración puede ser beneficiosa tanto para los individuos, como para la comunidad y para el mundo.

Es lo mismo orar que meditar?

El efecto es muy similar. Ambos ayudan a alcanzar un estado alterado mental donde podemos ponernos en contacto con nuestro yo interior y más fácilmente desconectarnos de las distracciones externas. También nos ayuda a calmar la mente en lo que la enseñamos a estar tranquila y en paz.

Más que otra cosa, se ha demostrado que la oración y meditación frequente son beneficiosas para nuestra salud y longevidad. Por esta razon se dice que la oración y la meditación son la terapia alternative más ampliamente aplicada. Se ha encontrado que el 85% de las personas enfrentadas con una enfermedad mayor usan la oración más que ninguna otra alternativa.

Pruebas muestran que la oración, ya sea que oremos por otros o por nosotros mismos, por sanación o por el mundo entero, o ya sea que estemos en contemplación silenciosa, los resultados son los mismos. Estas prácticas espirituales tienen los mismos efectos de alivio desestresante.

Cómo llevarlo a cabo?

Se ha observado que mientras se ora, la presión sanguínea baja, el metabolismo se reduce y como resultado, nuestra respiración es más calmada y más regular. Es más, si durante un momento estresante queremos recobrar la calma, podemos hacer trabajo de respiración o ejercicios de respiración, para inducirla y de esta manera, nuestro cuerpo hace lo mismo. Sigue la pauta de nuestra respiración y se alenta también.

En lo que el cuerpo recobra la calma, el cuerpo tambien se calma dándonos un sentido de auto-control. Notamos que estamos más calmados, más alertas y que estamos más en paz.

Esta calma nos puede ayudar a evitar or reducir la enfermedad creada o agraviada por la ansiedad y estrés como la migraña, úlceras, hypertensión arterial, y la depresión.

La meditación y la oración nos ayudan a tener un mejor sentido de nosotros mismos. Intensifican nuestro sentido de pertenencia a nuestro grupo o comunidad y como resultado, nuestra dopamine, (el químico que entre otras cosas le dice a nuestro cerebro el nivel de placer que sentimos), se vuelve mas elevado y esto nos ayuda a experimentar sensaciones más placenteras.

Ya que la dopamine también transmite los aspectos de motivación, enfoque y productividad podemos decir que la dopamine nos dal el placer por la vida.

Los efectos de la oración y la meditacion frequente van más allá de mejorar el enfoque y concentración. Resultan en efectos benéficos físicos como:

Presión sanguínea más baja

Más pronta recuperación

En casos de astma: resulta en ataques menos intensos

Incrementa el sistema inmunológico

Reduce la enfermedad

Personas mayores que practican la oración o la meditación sanan más rápidamente y viven más tiempo.

Se cree que la oración y la meditacion frecuente reducen la inflamación y la aceleracion del desgaste celular.

Por estas razones, se cree que la mente puede beneficiar a las células bajo la influencia de la oración.

Más allá de lo Físico

Los efetos de la oración y la meditación no son solamete físicos. También ha habido resultados psicológicos. Los siguientes beneficios se han observado:

Creación de un sentido de gratitud

Control de impulsividad

Abre la perspectiva evitando obsesiones y compulsiones.

Nos ayuda a ser pacientes y con esa calma podemos ser más racionales.

Abre la consciencia colectiva ayudándonos a relacionarnos más y mejor con los demás.

Ayuda a la concentración

Aumenta el perdón y el desapego sano

Nos da mayor seguridad

Crea un sentido de comfort, tranquilidad, y un sentido de protección.

Nos da pensamiento racional

Aumenta la creatividad para resolver nuestros problemas.

Nos ayuda a conectar major con otros, y

Nos da un sentido de optimism y esperanza.

Es más, en casos de depresión, se ha observado que las personas que valoran su fé más y oran y meditan más frequentemente tienen un cortex cerebral más grueso a diferencia cuando este ndicador manifiesta un adelgazamiento en cietas partes del cerebro en los casos de la pesencia de la depression. Por esta razón podemos decir que la oración y la meditación:

Nos liberan del estrés

Reduce la posibilidad de sufrimiento por depresión y ansiedad

Ayuda al mejor manejo de abrumo emocional

Ayuda a sentir un mayor sentido de felicidad y confianza

Te ayuda a sentirte como una mejor persona

Evita enfermedades

Ayuda a crear major salud coronaria, y

Aumenta la longevidad

Cómo lo hace?

El cerebro tiene neuroplasticidad. Los pensamientos frecuentes ayudan a habilitar y afirmar determinadas conexiones en el cerebro a través de actividad frecuente. La oración y la meditación ayudan a ampliar nuestra conexión con Dios o esa fuerza omnipotente más grande que nosotros mismos. De esta manera, a través de su uso frecuente, podemos ayudar a redefinir nuestro cerebro a nivel cellular.

Se encontró que 12 minutos de oración al día durante un period de 8 semanas crea crea nuevos cambios en el cerebro, tan significativos que pudieron ser medidos. Se ha observado que la actividad de meditación u oracion aumenta la actividad del cerebro la cual está asociada con interacción social, compasión, y la sensibilidad hacia los demás. Aumenta la actividad del lóbulo frontal mejorando el enfoque y la intención a tal grado que crea cambios en materia física.

De esta manera, pensamientos tóxicos dañan el cerebro pero la oración y la meditación pueden regenerar ese daño de la mente y del cuerpo permitiendo al cuerpo alcanzar buena salud. Por esta razón podemos decir que la oración y la meditación son una buena rutina de ejercicio físico para el cerebro.

La cosa más imporante que hay que recorder es que la repetición es la manera mas efectiva de absorber los beneficios energéticos de la oración y la meditación. Esta es la manera en que entrarán al espiritu. Y al mismo tiempo, reconocemos que la oración y la meditación fortifican el córtex cerebral y las fuciones que dependen de él.

Se ha mostrado cientificamente que esto es correcto. Se ha visto que en 21 días podemos crear una conexión nerviosa y en 63 días podemos afirmar una creencia o un pensamiento. Esto es cuando la actividad se vuelve automática.

Cómo se mantiene este nuevo pensamiento?

Es más que un pensamiento. Es una nueva manera de pensar. Y para mantenerla podemos decir que es cosa de práctica a través de:

Oración

Meditación

Lectura

Manejo de nuestros pensamientos

De esta manera mantenemos nuestra nueva condición y la ejercitamos. Cada día continuamos hacia adelante en el camino practicando la oración y la meditción para sostener nuestra nueva manera de pensar.

Cual es la major manera de orar o meditar?

Lo más imporante es estar comfortable. El comfort consisten en estar a gusto dentro de nuestra actividad. Esto incluye evitar distracciones como ruido, interrupciones, o incomodidad física. Debemos sentirnos cómodos interiormente también.

La oración o meditación puede ser sencilla. No es necesario que sean complejas.

Prepara un momento libre de distracciones.

Puedes regular tu respración.

Estas actividades preparatorias no necesitan ser esenciales porque en lo que desarrollamos nuestra abilidad de concentrarnos dentro de nosotros mismos podemos establecer nuestra conexión con Dios o la fuerza suprema que nos ilumina. Esto es como descubriremos que es mas fácil alcanzar un momento de paz donde estamos presentes durante la oración o meditación en casi cualquier lugar.

La oración puede ser enriquecidad con lectura de escrituras sagradas, tales como la biblia. Estas y otras escrituras pueden proveer un mayor entendimiento.

Puedes crear un ritual multi-sensorial para ayudarte a orar o meditar mas fácilmente. Esta rutina puede incluir encenter velas o inciensio. Puede incluir música para ayudarte a enfocar, y en alguna ocasión podrias incluir alguna actividad creativa como el dibujo o la pintura que te ayude a desconectar de tus otros pensamientos. Algunos ejercicios de trabajo de respiración o flexibilidad o ejericios de estiramiento como yoga ligera antes de meditar o orar puede ayudarte a relajarte mejor.

En algunas ocasiones, el ayuno puede ayudar a crear una mejor conexión. Esto es a traves de la purificacion y la eliminación de estimulantes e irritantes en el cuerpo. Siguiendo este proeso de limpieza encontramos que es mas fácil encontrar la paz y la calma resultando en una mayor concentración.

El ayuno puede ser tan sencillo como saltarse una comida, tomar agua en lugar de soda o café, o un día comiendo nada mas que verduras y fruta fresca. Para algo más intenso recomiendo trabajar on un terapista especializado.

Lo imporante es que hagas de la oración y la meditación una parte integral de tu vida diaria. Puede ser por la mañana, antes de ir a la cama, quiza al medio día como un receso espiritual, o a cualquier hora que tengas la oportunidad de dar gracias y aprecio por la vida.

Cuando tengas una incertidumbre o algo que sientes es mas de lo que puedes soportar en ese momento, entrégalo en oración o con meditación. Deja que la respuesta venga a tí.

Tip #6 La Risa

El tip holístico número seis es la Risa.

En la vida real contamos con un grave nivel de ansiedad por razones mas allá de causas naturales.

Las causas naturales son aquellas que nos permite responder a casos de urgencia, emergencia o ataque real. Estas son nuestras respuestas de auto-defensa natural pero que tal la ansiedad causada por aquellas causas artificales que podriamos decir son auto-generadas?

Es la ansiedad de querer hacer mas de lo que naturalmente podemos hacer que causa el estrés auto-generado. Muchas veces esta ansiedad es debido a causas que realmente no valen la pena en nuestra vida, causas que a la larga no nos van a llenar completamente o a darnos nada significativo que nos llevemos cuando dejemos esta vida.

Y el resultado de sujetarnos a circunstancias que consumen nuestra paz y calma de una manera continua se reflejan en el espejo—un reflejo de los efectos en nuestro cuerpo y cara, y quizas hasta en nuestro espiritu y emociones.

Por qué?

Somos conducidos por razones económicas, sociales y ambientales. Y en ciertas ocasiones, por razones emocionales también.

Aqui me gustaria mencionar la oración de la serenidad:

"Dios, dáme la serenidad de aceptar las cosas que no puedo cambiar,
El valor de cambiar las cosas que puedo, y
La sabiduría para reconocer la diferencia".

Esta sabiduría nos puede ayudar a dicernir qué es lo que realmente vale la pena, y si está dentro de nuestra capacidad crear un cambio, entonces lo podemos llevar a cabo. Y si el cambio está fuera de nuestras manos, entonces reconocer la situación irreparable y reconciliar la aceptación.

Cuando evitamos la aceptación nos encontramos viviendo en estrés constante porque no hemos resuelto nuestra actitud respect a estas situaciones que alteran nuestra paz y calma en la vida diaria.

Es verdad que el nivel de ansiedad y estrés de la vida diaria de hoy no es natural, pero la habilidad de crear el cambio esta dentro de nosotros mismos.

Como seres humanos tenemos una gran herramienta que ningun otro ser tiene a su disposicion: La risa.

La risa se puede interpreter como un estado de felicidad pero va mas allá de eso. Es una expresión de buen humor impetuoso y estruendoso, de liberación, de placer.

Una persona que rie se cree que es una persona feliz. Y la felicidad nos da como resultado una disposición más sana.

Por qué? (Otra vez)

Los estudios demuestran que adultos que encuentran el humor en su vida están más dispuestos a vivir hasta 35% mas que otros.

También se ha visto que la risa alegre reduce las hormonas de estrés en nosotros, (como dopamina, el cortisol y la beta-endorfina) hasta en un 70%.

Es más, se ha visto que la risa reduce el riesgo de enfermedades cardiacas hasta en un 10%. El sistema inmunológico tambien gana porque los efectos beneficiosos de la risa crean una gran producción de anticuerpos.

Estos beneficios se pueden ganar porque a través de la risa expresamos nuestra tensión y preocupación. En otras palabras, extraemos estrés de adentro y lo soltamos. No lo retenemos irresulelto interiormente. Lo dejamos ir. No lo dejamos dentro de nuestra mente donde se puede convertir y manifestar en aflicciones físicas. Estas emociones embotelladas se pueden observer en dolores o pueden surgir inesperadamente como males serios con el paso del tiempo.

Los beneficios de la risa se han observado hasta el nivel cromosoma. Se ha observado que la calma y el estado positivo permiten el paso de nutrientes necesarios para ayudar a la sana producción de enzimas. Estas enzimas aumentan la hormona del crecimiento encargada del anti-envejecimiento hormonal. Y esto es muy importante cuando estamos hablando de rejuvenecimiento holístico.

Qué mas hace la risa?

La risa hace que nuestro cuerpo cambie para bien. Mejora la hypertensión arterial asi como la salud coronaria. Y es porque el cuerpo aumenta la producción de endorfinas -- la hormona del buen humor -- y reduce la producción de las hormonas no deseadas mencionadas previamente, como la adrenalina y el cortisol que producen un ambiente de estrés en nuestro cuerpo.

La risa también aumenta el nivel de oxígeno en nuestro cuerpo relajándolo y permitiendo respiraciones más profundas. Se ha observado que el estrés minimiza y acelera nuestra respiración, en otras palabras, nuestra respiración se vuelve llana y rápida. Por esto es por lo que perdemos la buena oxigenación de nuestro cuerpo.

La buena oxigenación aumenta la circulación sanguínea y fortifica el sistema inmune. Una mayor cantidad de oxigeno también beneficia al cerebro resultando en razonamientos más claros.

Mas oxigeno tambien ayuda a compatir el insomnio creado por emociones no liberadas.

Todos los efectos de risa contenida o perdida se reflejan en envejecimiento prematuro que comienza desde adentro. Este efecto se refleja en nuestra cara y cuerpo. Lo peor es que el efecto de la falta de la risa es de larga duración.

Algunos estudios realizados midieron el efecto de dos peliculas diferentes. Una era una comedia y la otra un documental. Las personas que rieron con buen humor mostraron dilatacion de sus vasos sanguineos en una quinta parte. Esta dilatación mejoró la irrigación de su cuerpo y mente. Estos efectos benéficos se observaron durante un period de 24 horas.

Al contrario, aquellos que participarion en el documental mostraron una constriccion de los vasos sanguíneos hasta de un 18% probando que aun el menor estrés reduce el flujo de sangre que a su vez afecta nuestra salud progresivamene.

Qué Le Ha Sucedido A La Risa?

La risa se ha visto como una expresión infantil e informal que no cabe dentro del mundo de los negocios o esfera social. Sin embargo, su carencia puede resultar en grandes efectos negativos a nuestra salud física, social y emocional.

Una buena risa puede generar beneficios desde la descarga nerviosa antes de una junta, hasta un gran cambio de enfoque que nos puede ayudar a resolver algo que parece ser irresoluble. También nos puede ayudar a prepararnos para afrontar situaciones irreparables o catastróficas.

Los expertos recomiendan un mínimo de 10 minutos de risa diariamente. Yo recomiendo cualquier cantidad de risa que sea necesaria o que pueda ser inducida. Debemos de permitir que la risa encuentre su lugar en nuestra vida nuevamente. No dejemos que la ironia nos haga desdeñar y reprochar las experiencias. La crítica sin valor solo amarga el momento. Encontremos una respuesta espontánea y natural que mejor nos ayude a hacer frente a la vida.

Recordemos ese tiempo cuando las cosas irracionables eran cómicas. Con la risa se vuelven cosas del momento y no más.

No nos tomemos las cosas tan en serio que perdamos la sencillez de la vida. Disfrutemos el sentido del buen humor que los seres humanos poseemos. Observemos que una sonrisa puede fácilmente llevarnos a la risa más frecuentemente y que la risa comienza a volverse espontánea, aun en los momentos más irónicos, y poco a poco notaremos que es mas fácil reir que maldecir o enojarnos. Dejamos de funcir el seño y soltamos aquello que nos pesa sobre la espalda, en el estomago o en nuestras articulaciones.

Quizás estés en una posicion de liderazgo donde puedes crear un cambio de cultura, una cultura de risa y disfrute. Quizás puedas llevar a tus seguidores a disfrutar desenlaces felices.

Observa a los niños en el parque de juegos. Fijate como todo se trata de disfrutar el momento y dejar las cosas serias—a los adultos.

Rompamos el molde en el cual hemos sido forzados a sujetarnos. Seamos niõs nuevamente y recuperemos nuestra salud y abundante sentido del humor. Dejemos que la risa esté en el borde de nuestros labios con la proxima sonrisa.

Cómo Nos Reimos Mas?

Cuando estamos fuera de condición con la risa necesitamos encontrar excusas para reír.

Que tal el chiste del día?

Que tal el comic diario o un libro de chistes? Quiza haya un app para eso.

Que tal buscar un grupo de risa? O formar uno tú mismo?

Disfruta cada risa que se puede convertir en risa feliz. Cuándo fue la última vez que reiste sin parar? Recuerdas esa risa que era la causa de más risa? Cómo hasta te daba dolor de estómago de contraer tus músculos de reirte tan fuerte, y que no podias soportar más risa? Qué gran ejercicio, verdad?

Recuerdo como mi abuela y yo siempre encontrábamos un momento de risa. La oportunidad de risa loca nunca hacía falta ya que reiamos de las cosas que nos sucedian. Nos reimaos de la ironía y lo tonto. Y reíamos y reíamos porque mientrs más reíamos nuestro sentido del humor y la risa aumentaban. La situación estresante disminuía recortándola a su tamaño de tontería. Esos fueron momentos muy especiales que compartimos.

Conectamos y nos unimos más. También aligeramos situaciones que podrian haber sido serias o estresantes.

Busquemos a esas personas con quienes podemos reir fácilmente y ser nosotros mismos, libres de reglas y rigidez.

Lenta pero seguramente podremos empezar a recorder qué es la risa y cómo podemos encontrarla viendo las cosas desde una perspectiva de buen humor.

Que Tal La Risa Al Nivel Espiritual?

La risa nos eleva a un nivel de energía más sutil.

Se ha dicho que los ángeles traen el júbilo de Dios y que cuando este júbilo es recibido hay risa y ésta es considerada una expresion de fé que crea espacio para que ocurran los milagros.

Cuando nos identificamos de gran manera con nuestro ser físico nos atrapamos en cómo nos vemos, las cosas que poseemos, el nivel social, los logros, y las cosas que debemos hacer, solo por mencionar unas cuantas de estas "cosas". Cuando nos atrapa a nosotros mismos en el ser físico comenzamos a perder el entendimiento de quien realmente somos. Comenzamos a pensar que somos esas cosas fisicas y materiales y nos permitimos atraparnos en continuar esta imagen para sostener lo que hemos creado. Perdemos la esencia de quien somos en realidad.

Si aprendemos a reír de estas capas de imágenes que hemos creado, la pantalla que proyectamos o detrás de la cual nos escondemos, comenzamos a realizer que como espíritus, tenemos corazón, amor, buen humor y risa, mucho más que las capas materiales.

Se ha dicho que la vibración es un punto de atracción, que lo que emanamos es lo que atraemos, y que si nuestra vibración es densa, bueno pues eso es lo que atraeremos como una imán. Y si la risa nos eleva la vibración, bueno, razón de más para incluir la risa en nuestra vida.

Aquí unas recomendaciones fáciles para elevar tu vibración:

1. No seas restringuido. Recuerda que eres infinito, invencible y lleno de espíritu. No te limites.

2. Expande tu punto de vista al exterior, y más allá. Ve las grandes posibilidades de las cosas sobre tus limitaciones.

3. Ve las cosas desde el cielo hacia abajo. Observa el juego humano y ve qué papel estás jugando en él. Puedes ver que eres más grande que esas confabulaciones?

4. Cuáles son las cosas más chistosas que has vivido en tu vida? Y cuáles son las cosas más chistosas en el pasado, ahora cómo las ves con tu punto de vista actual? Recuerdas que en el pasado podian haber parecido críticas?

5. Reúnete con personas que has conocido por mucho tiempo y recuerden viejas experiencias que hayan compartido o no. Mejor todavía,

busca fotos de esos días y compártelas. Las recuerdas tan serias como en ese entonces? Viste esos pantalones acampanados de rayas naranja o ese flequillo esponjado?

Y claro, cerraremos este capítulo con un chiste:

Entra un yogi a la pizzería y pide una con todo.
El cocinero de pizza regresa y le da su pizza.
El yogi le da uno de a $20.
El cocinero se guarda el billete.
No hay cambio? Le pregunta el yogi.
Y el cocinero le contesta: El cambio viene desde adentro!

Con este ejemplo sencillo de buen humor te recomiendo eleves tu vibración para que puedas elevar la vibración de todo el mundo con una risa real y auténtica. Busca las cosas chistosas de todos los días. Mira lo que sucederá!

Tip #7 Amor

Nuestro próximo tip holístico de anti-envejecimiento es: Amor

Como dice la canción, *El amor es una cosa esplendorosa.*

El amor puede ser incondicional y cuando es recíproco, podemos crear una relación en la cual el amor puede ser muy beneficioso.

Platón enseño que hay tres tipos de amor: Eros, Filia, y Agape.

Eros

Eros era el dios del amor. Cupido, como algunos lo conocen también.

Este amor es una forma idealizada del amor. Es el éxtasis de pasión al comienzo de una relación.

La pasión y la atracción física son las fuerzas motores de este amor.

No dura a largo plazo. Existe condicionalmente dependiendo de las circunstancias que le favorecen. Este amor es erótico, instintivo, conectado a impulsos, a la sexualidad, a la passión, y a la sensualidad en lo que busca el placer y el juego.

Filia

Filia es el amor que sentimos por el género humano en general. Es el amor que une a las personas en comunidad.

Este amor es leal hacia amigos, familia y nuestro clan. Nos lleva a compartir tomando en consideración la personalidad, las emociones y el intelecto de las personas.

Es una amor que valora ideals y busca sentido más allá del individualism y las parejas. Este amor nos lleva a unirons por algo más sagrado.

Agape

El amor ágape el amor altruista. Es un amor que damos incondicionalmente.

Este amor es compasivo, atento, bondadoso y cuidadoso. Es un amor sin interés y encuentra su placer en dar a los demás.

Es una amor de rendición al amor, con ternura, y con el deseo de bienestar por la otra persona.

Cuál es el Beneficio Fisico del Amor?

Lo más importante del amor, hablando fisicamente, es que el amor produce la hormona oxitocina. Esta hormona es emitida, por ejemplo, cuando tocamos a un ser querido.

También ocurre cuando acariciamos a nuestras mascotas. Esa es la razón por la cual las mascotas tienen efectos beneficiosos en nuestra vida. Las mascotas tambien nos pueden ayudar a evitar la soledad.

Estudios han mostrado que la oxitocina aumenta con la frecuencia de actividad sexual pero también la producimos cuando pasamos un buen rato con amigos o seres queridos. Y mientras más amorosa es la relación mas oxitocina se produce.

También se observó que la soledad aumenta la alta presión sanguinea.

Los estudios mostraron que la sensación de estar conectado con otras personas bajaba la presión arterial. Esta sensación era desestresante, y aumentaba la inmunidad. También disminuía el dolor y aumentaba la energía.

La oxitocina también redujo miedos y ansiedad. Por eso las personas que se enamoran tienden a hacer grandes cosas en nombre del amor.

Estos efectos también nos ayudan a volvernos más alerta. Aumentan nuestro entendimiento y sentido común ayudándonos a aprender de otras personas y circunstancias a nuestro alrededor.

Una relación consolidada se ha observado que tiene mejores resultados que una relación nueva. Aunque la nueva relación puede ser estimulante y apasionada, también suele ser estresante e inestable.

Los beneficios de una relación estable se han enfocado en el matrimonio pero los beneficios también se han observado en cualquier relación cercana y completa como podría ser con una pareja, un padre o un amigo en la cual uno se siente respetado y valorado por el otro, y teniendo una sensación de estar completo.

Cuáles Han Sido Los Beneficios Observados?

1.   Se ha observado que las personas en relaciones estables tienen menos visitas al doctor y las visitas al hospital poco frecuentes. Esto pudiera deberse a que quien nos estima nos está cuidando.

2.   Hay menos depresión y abuso de sustancias como el alcohol o las drogas en relaciones donde las personas están casadas o en una relación duradera. Esto es especialmente importante en relaciones de jóvenes.

3.   La alta presión arterial baja en parejas que están felizmente casadas, seguidas por solteros y en tercer lugar aquellos en relaciones infelices. Con esto se probó que la calidad de la relación es más importante que simplemente estar casado. Lo que es más es que los solteros con una fuerte estructura social tuvieron resultados positivos de presión arterial como los de los matrimonios felices.

4. Una nueva relación puede ser estimulante por la dopamine que genera, pero a la vez puede ser estresante. Es algo que no se observa en relaciones estables ya que reducen incertidumbres que causan ansiedad.

5. Los estudios tambien mostraron que parejas en relaciones felices mostraron mayor tolerancia al dolor, y mientras mas fuerte la relacion, mas fuerte la tolerancia al dolor.

6. Parejas en relaciones estables tambien mostraron mayor manejo de estres. Se cree que esto es debido a que se tiene el apoyo de una pareja cuando tienes que tratar con un impacto emocional, fisico o economico.

7. Como resultado de la reduccion de estres, la pareja en una relacion amorosa sufre menos estres, ansiedad y depression, lo cual portifica su sistema inmune y se enferman menos.

8. La fuerza de una relacion feliz tambien se midio en la velocidad de sanacion de heridas superficiales. Se observo que estas heridas sanaron el doble de rapido que en parejas que mostraron hostilidad hacia cada uno.

9. Los estudios tambien mostraron que personas casadas Vivian mas que aquellas que nunca se casaron. Hasta un 58% mas. Se dice que es por razones de beneficios practicos tales como economicos y el apoyo de hijos pero tambien se ha visto que el matrimonio niega la soledad, una gran causa de mortalidad. Asi, personas casadas viven

mas porque se seinten amados y conectados a alguien.

10.   Puede ser obvio que la alegria de vivir es el gran beneficio del amor pero estudios apenas comienzan a descubrir que tan fuerte puede ser la coneccion a nuestra comleta salud.

Estudios muestran que la felicidad depende más de la calidad de la relación que del nivel económico, probando que la fuerza del amor es más fuerte que la fuerza del dinero.

Cómo mejoras tu relacion para que te provea estos apoyos tan beneficiosos?

Obtén asistencia con situaciones teniendo que ver con depresión y ansiedad. Esto te ayudará a adqirir nueva preparación para manejar conflictos. Podrás sentirte mejor y a la vez, ganar herramientas que te puedan ayudar a mejorar tu relación.

Mejora tu comunicación y aprende a manejar conflictos. Aprenderás a comunicarte y expresarte de una mejor manera. Esto también te permitirá apoyar major a tu pareja.

Participa en actividades que te retan y estimulan a tí y a tu pareja regular. Esos retos pueden ser actividades al aire libre o en grupos sociales. Estas te unirán más.

Celebra tus éxitos personales y los de tu pareja. Muchas veces los logros son para alcanzar una mejor unión, algo que celebrar en casa. El apoyo y la admiración de tu pareja son muy importantes para reconocer nuestros esfuerzos y logros.

Qué tal los Beneficios Espirituales del Amor?

Hemos visto que los beneficios del amor se han observado en estudios que miden los aspectos físicos y emocionales pero, qué de los beneficios espirituales?

Para poder medir los beneficios, debemos considerer cuatro aspectos muy importantes para nuestro desarrollo espiritual:

Primero, la relación con nuestra familia.

Luego, la relación con otros seres humanos.

Después, la relación con uno mismo.

Finalmente, nuestra relacion con Dios, nuestra fuerza superior.

Familia

Se ha dicho que la unión crea fuerza y cuando nos unimos como famiia para apoyarn a cada uno, por amor, especialmente durante tiempos dificiles, no solamente brillamos como familia sino que fortificamos nuestra unión.

La familia es el núcleo principal del cual venimos. La fuerza de la familia produce hijos fuertes que se apoyan mutuamente creamdp miembros que son sanos, amados y amorosos.

Relación Con Otros

Cuando damos de nosotros mismos y contribuimos a nuestra comunidad con tiempo y talento propios, creamos una sociedad que es fuerte y llena de compasión. Creamos una comunidad que puede sobrellevar cualquier situación dificil o de catástrofe. No solo problemas sociales o económicos sino algo mas grande porque el amor tiene una tremenda abilidad de sanarnos a todos.

Nosotros Mismos

Antes de que podamos amar a cualquiera debemos aprender a amarnos a nosotros mismos porque si no sabemos amarnos a nosotros mismos, como vamos a esperar que alguien más aprenda a amarnos?

Amor para nosotros debe ser amor puro, un amor incondicional, un amor como el de un padre a su hijo. Debe ser un amor muy especial para ese niño interior a quien amamos por sobre todas las cosas. Porque este amor, esta aceptación, este cuidado sin límites, es lo que forjará la base con la cual midamos a los demás.

De Dónde Viene Ese Amor?

Ese amor viene de Dios, esa fuerza más grande que nosotros. Viene de las enseñanzas Crísticas de amarse el uno al otro como Jesús Cristo vino a amar, y para mostrar el amor de Dios, la fuente de todo amor.

Para fortalecer nuestra relación con Dios, con nuestra ser superior, debemos pasar tiempo con El.

Dónde Está Dios?

Dios, esa fuerza omnipotente, está en todo lugar.

Dios es amor.

Podríamos decir que estando "en Dios" estamos en amor.

Si estamos en amor, vibramos con una resonancia que nos permite estar en frecuencia más cercana a Dios. Quizás la oración tenga un sentido espiritual más profundo para dar y recibir amor:

En el libro de Lucas, Jesús se encuentra orando y sus discípulos le piden que los enseñe a orar.

En el libro de Mateo, Jesús les enseña a sus discipulos como orar con sencillez.

Esta es la oracion que Jesús le enseño a los apóstoles. Se ha dicho que la oración al Padre Nuestro es una oración que crea una vibracion que nos eleva. Es una oración que crea un efecto de luz que emite vibración de paz, esperanza y amor.

No es una oración individual. Es un rezo que ora por otros. Es una oración que nos conecta con otros, con nuestra comunidad.

Quizás pore so es una oración de amor porque nos une con las formas de pensamiento que nos traen los beneficios de amor, los efectos que benefician nuestra salud, nuesras emociones, y nuestra sanación spiritual.

Quizás ese es el secreto del amor: el amor es más grande de lo que aun comprendemos.

Tip #8 Juego

Este nuevo tip holístico de anti-envejecimiento es: Juego!

Si, juego.

El juego es algo que conocemos desde muy corta edad. Pero que sucede?

Un día llega la hora en que decidimos convertirnos en adultos, y el entretenimiento y la espontaneidad terminan. Nos volvemos rígidos en la manera en que manejamos nuesras emociones y nos disciplinamos para ir en contra de nuestra propia naturaleza humana.

Qué sucede?

Empezamos a perder esa sonrisa y la chispa de nuestros ojos empieza a desvanecerse. Eso no solamente ocurre en el exterior, empezamos a perder esa felicidad para vivir desde adentro, al nivel emocional y espiritual. Comenzamos a entrar en la caja de "adulto". Comenzamos a volvernos más tensos y a sufrir de ansiedad y desconfianza. A la larga, terminamos convenciéndonos de que somos seres adultos y y aburridos a tal grado que nos olvidamos de jugar.

El juego es más difícil de encontrar. Nos volvemos inhibidos y el ser espontaneo ya no es natural en nosotros mismos. Sentimos que necesitamos un trago o algo más para ser quien siempre fuimos, cuando éramos niños.

Debemos de recorder que el juego es algo muy beneficioso para nosotros. Va más alláa de los simples juegos infantiles.

Cómo podemos sacar ventaja del placer por el juego nuevamente? Cómo podemos aligerar nuestra experiencia en la vida con la práctica de incorporar el juego dentro de nuestra vida diaria?

Bueno, muy sencillamente, dejemos de ser adultos!

Los adultos se pasan la vida preocupándose por el futuro y recordando el pasado.

Los niños, al contrario, celebrant el momento. El ahora. Se dan a si mismos la libertad de ser curiosos y explorar la vida en ese instante.

Puedes buscar la felicidad y el placer dentro de todo lo que haces. Y porqué no? Quién dijo que la vida debe ser solemne y aburrida?

Esta actitud nos ayuda a sentir el efecto de la niñez en nuestro cuerpo nuevamente. Esa energía regresa, el impulso de explorer y disfrutar, ese asombro por las cosas y las personas regresa.

Nada existe que pueda abrumarnos o suprimirnos porque rápidamente se vuelve algo del pasado y regresamos al presente. Y mañana? Todavía no existe.

Te puedes imaginar cuánto se resolvería sin darle existencia al pasado o al futuro? Cuántas preocupaciones dejarían de existir porque el pasado ya se fu´ y no regresará? Y las incertidumbres del mañana quizas nunca se materialicen.

Cuanto más disfrutariamos el presente? Cuánto mas sabor por la vida obtendríamos si estuvieramos totalmente enfocados en el momento? Tendríamos un enfoque superior, no lo crees?

Y qué tal el beneficio mental del juego?

Esta actitud reduce el estrés porque no nos estamos preocupando por lo que no es, sino lo que es: el aquí y ahora.

Esta júbilo re-encontrado nos prove con la euforia que estimula a los químicos de la felicidad en nuestro cuerpo nuevamente.

Nuestro auto-estima crece y nos volvemos más seguros de nosotros mismos.

Si nos damos a nosotors mismos permiso de jugar en el jardín o en el campo, podemos disfrutar de la naturaleza y de sus beneficios a nuestra salud. Y obteniendo mayor oxigenación como resultado del juego en la naturaleza mejoramos nuestra memoria y habilidad mental.

Jugar en la naturaleza también nos ayuda a reducir nuestra ansiedad y nos ayuda a controlar major nuestras adicciones o malos hábitos. El resultado es que nuestro nivel de relajación aumenta y podemos enfocarnos mejor en lo que hacemos, y esto resulta en nuestra habilidad de hacer más.

El juego nos ayuda a alcanzar nuestra mayor creatividad y al ser mas creativos y divertidos, podemos inspirer a otros. Ayudamos a otros a considerar que adoptar el juego en la vida de todos los días no es tan mala idea porque quién no quiere tener mas diversión todos los dias? Y no hay nada que dice que no lo podamos hacer.

Dándonos la libertad de jugar en cualquier momento nos ayuda a aligerar el día y el de los demás. Nos trae una sonrisa al rostro.

Y si el juego nos ayuda a mejorar nuestra salud física, qué hará por nuestra salud emocional?

Emocionalmente, el juego nos puede traer grandes beneficios. El juego nos llevará a encontrar más buen humor en las cosas en lugar de errores y faltas.

Cómo podemos usar el juego en el campo emocional?

Aquí hay algunas ideas para comenzar:

Si te ríes mas frecuentemente te darás cuenta que es más facil sonreir que fruncir el ceño día tras día.

Si dejas de analizar las cosas incesantemente tendrás mas diversion porque liberarás tu rigidez y serás más espontáneo cuando no tengas ninguna razón de pensar demasiado.

Y porqué no arreglarse para salir o desarreglarse más? Date la libertad e disfrutar tus ropas formales sin más razón que porque se te antojó.

Sal y chapotea en la lluvia. No hay nada mejor que disfrutar un alluvia de verano y darte cuenta que nada malo sucede si te empapas totalmente. Da rienda suelta y disfruta el momento.

Esto me recuerda qué tan encantador es estar de vacaciones cuando llueve y por eso la lluvia de verano siempre me recuerda el estar de vacaciones.

Abraza a tus seres queridos cuando quieras expresar tu afecto. Demuestra tu amor. Diles que los quieres cuando quieras. No lo guardes para un momento especial. Cuando éste llegue podrás expresarlo ina vez mas.

Recuerdas qué triste era tener que ir a la cama temprano? Olvida el reloj y duerme cuando se te dé la gana. Date esa libertad cuando no tengas razón para irte a dormer.

Silba, canta o baila en el momento en que quieras expresarte a ti mismo.

Recuerdo uno de mis primeros trabajos, iba caminando por el corridor entre edificios e impulsivamente empecé a silbar una canción. No me dí cuenta que el director de recursos humanos estaba atrás de mí. Caminó a mi lado y dijo, "bonita canción" y nos sonreímos los dos.

Recuerdas los días de baños de burbujas? Por qué no celebrarlos una vez más? Y tu patito de hule te puede hacer compañía también.

Muchas veces ser un "adulto" nos hace suprimir nuestra opinión. En momentos sin ninguna razón más que por emular a otros. Por qué no ser honestos y expresar nuestra opinión? Amorosamente por supuesto.

Recuerdas los días de super héroes? Y qué tal aquél personaje que te gustaba mucho? Por qué no disfrutar el placer de sentirte fantástico?

Alguna vez acampaste en el jardín o en la sala? O creaste una tienda de campaña en tu propio cuarto con tus sábanas? Por qué no disfrutar eso otra vez? Y si nunca lo hiciste, por qué no hacerlo ahora?

Te pones triste en las películas? Por qué no llorar? El llorar es una manera de expresar empatía por circunstancias dolorosas. Refuerza nuestra sensibilidad permitiendonos expresar y mantenernos mas integros.

Juega y no tengas miedo de sudar o ensuciarte. Es parte del juego, y te libera para que lo disfrutes mejor. Hoy en dia casi todo es lavable.

Alguna vez has sentido que se te mueves las piernas cuando alguien está bailando? Participa y ponte a bailar también. Muchas veces puedes encontrar nuevos amigos cuando te integras a un grupo. La actividad de disfutar el momento de juego te conecta mutuamente con risa y buen humor.

Recuerdas cuando solías hacer caras o ruidos con ts amigos y ello te hacia explotar de risa? Por qué no permitirte ser chistoso nuevamente?

Uno de los buenos modales que aprendimos cuando eramos niños era compartir. Muchas veces permitimos que otros fueran primero. Por qué no tomar la iniciativa y esta vez, permítete a ti ser el primero?

Recuerdas el placer que sentías cuando alcanzabas el éxito en algun proyecto? Te dabas la libertad de disfrutar tu logro y saborearlo? Comparte tu placer con otros y ellos celebrarán contigo.

Alguna vez de repente te pones feliz y te sientes con ganas de saltar o brincar? Házlo y disfruta el momento.

Consiéntete y estropéate el apetito, y cómete el postre primero!

Pregunta el sentido de las cosas. No te quedes con la duda por cortesía. Sé audaz y haz esa pregunta que quizás todos están pensando también.

Recuerdas el uso apropiado de cada pieza de cubiertos? Come con la mano y juega con tu comida. Has comida con caritas felices o platillos que parezcan animals. Por qué no?

Cuándo fué la última vez que fuiste a jugar con tus amigos? Vé y pregúntales si pueden salir a jugar!

Cuándo fue la última vez que hechaste un berrinche y que hiciste una mala cara o puchero? Cruza los brazos y patalea, por qué no soltar eso?

Cuádo fué la última vez que sacaste tus patines, la bicicleta o tu patineta para air al parque? Y desde cuando no te ruedas por el pasto? Ahora es cuando!

Deja de hacer tu cama hoy. El placer de recordar que no la hiciste en la mañana de seguro que te pone una cara de travieso.

Disfruta todas las maravillas a tu alrededor que muchas veces pasan desapercibidas. Obsérvalas con una mirada diferente.

Olvida tus inhibiciones y sé mas espontáneo. No te detengas y pierdas la oportunidad de disfrutar el momento.

No juzgues. Acepta a la gente o a las circunstancias como son. Dale a las cosas la libertad de ser y déjalas ser.

Olvida la agenda y el reloj. Tómate la libertad de dejar que tus instintos y emociones marquen el tiempo usando tu reloj biológico.

Cuaádo fué la última vez que te permitiste estar aburrido? La aburrición puede ser la chispa que encienda una nueva idea o una nueva experiencia.

Recuerdo que durante unas vacaciones en Colorado agote mi colección de libros para leer, my cuaderno de apuntes, y no habia recepción celular o televisión. Me empezo a entrar pánico al no tener nada que hacer.

En ese momento fué cuando me di cuenta que estaba a 9,000 pies de altura en Colorado. Podía sentarme en medio de los bellos alrededores y disfrutar la naturaleza. En el momento que lo hice comencé a darme cuenta que las nubes se movian con el viento. La ojas en los árboles susurraban y hacian sonidos similares a las olas del mar, y los pájaros y pequeñas creaturitas peludas comenzaron a salir y hacerme compañía.

Todo esto fue el resulado de estar quieta, sin nada que hacer y comenzar a realmente ver mis emocionantes alreadedores.

Tienes el hábito de estar a cargo y facilitando la vida de los demás? Tienes muchos años de experiencia y eres muy bueno en eso?

Deja que alguien más tome el control de las actividades. Disfruta esa libertad y sigue a alguien más. Aprovecha esta nueva experiencia y disfruta una nueva manera de hacer las cosas.

Y esas reglas absurdas? Por qué no romperlas de vez en cuando? Especialmente cuando no hay consecuencia fuera de que "...esa es la manera que siempre se hacen las cosas".

Cuándo fué la última vez que actuaste como un niño?

Por qué no leer ese viejo libro, o ver ese viejo programa o escuchar alguna música de tu niñez. Recuerdas aquellos tiempos?

Qué tal tus viejos amigos? Aún estás en contacto? Cuándo fué la última vez que pasaste un buen rato con ellos?

Has intentado hacer algo nuevo? Has escalado rocas o has probado el windsurfing? Quizás tomado una clase de cocina o de baile?

Cuándo fué la última vez que estaviste entre niños? No hay nada mejor para recorder tu infancia que estar en la presencia de niños de verdad. Puedes ayudar en tu vieja escuela o en la iglesia para recorder cómo era ser niño y disfrutar la compañia y todo lo que es ser un niño hoy en día.

Con todas estas actividades podrás recorder lo que es sentirse cono un niño nuevamente.

Qué tal los beneficios espirituales?

El método para alcanzar los beneficios espirituales parece ser el mismo.

En el libro de Mateo 18:3, en la versión de la biblia amplificada, dice, *"Te aseguro y solemnemente te digo, al menos que te arrepientas* (en otras paabras que cambies tu interior—tu vieja manera de pensar, que vivas vidas cambiadas) *y tue vuelves como los niños* (confiando, humilde, y perdonando), *nunca entrarás al reino de los cielos*."

Podrá ser que las emociones de un niño son de más alta vibración? Podrá ser que esta vibración más elevada se acerca más a las frecuencias del cielo?

Me atrevo a decir que este es el caso. Si el vivier dentro de emociones que nos mantienen densos y como "adultos" nos limita experimentar una experiencia mas elevada, por qué no cambiar nuestra manera de ser?

Debemos probarlo y ver los resultados. Solo de esta manera podremos sentir la diferencia.

Los invito a jugar. Permitan que esta actitud juguetona cambie su interior y que piensen de una manera diferente, y vivan una vida cambiada.

Tip #9 Aprender

Este tip holístico anti-envejecimiento para tu salud se trata todo sobre aprender.

Por qué aprender?

Déjenme explicar por qué el aprender es bueno para su salud y consecuentemetne, para el anti-envejecimiento también.

Antes que nada, vemos que la mente es la llave de la longevidad y la felicidad. Por eso los estudios muestran que la variante más comun relacionada con la mejora de la salud y la longeviad es la educación.

Educación?

Esto es debido al hecho de que las personas que aprenden nuevas actividades se enfocan más en ejecutar y aprender estas nuevas actividades. Y este enfoque y aprendizaje mayor da paso a mayor bienestar y felicidad.

Mantener un nivel de aprendizaje de larga duración durante nuestra vida es beneficiosa. No solo por el possible aumento a nuestros ingresos porque estamos más preparados pero también los beneficios a nuestra salud física y emocional también.

Estos beneficios son debido a varias razones.

Mientras más educación tiene una persona mejoran sus opciones para vivir más. Son capaces de reconocer estas oportunidades cuando surgen. Su vida sería mejor que la de las persona con menos educación porque no son capaces de reconocer las mismas oportunidades, consecuentemente las oportunidades se pierden. A veces la gente piensa que alguien tiene suerte. En este caso, la suerte tiene que ver con estar listo, dispuesto y capaz de reconocer las circunstancias que les permitirán tomar un paso el la dirección que necesitan ir. La educación te puede llevar al punto de reconocer estas condiciones para que no se te pasen sin notarlas.

Qué son estas oportunidades?

Antes que nada, veamos por qué la educación es imporante para nuestra salud.

La respuesta más sencilla es que la educación aumenta el ingreso de la persona y de esa manera le provee mayores capacidades y mejores oportunidades, y éstas pueden reflejarse en mayores o mejores opciones de las cuales escoger.

Una persona educada tiene mejores oportunides de mantener una mejor salud.

Algunos ejemplos podrían ser el vivir en una comunidad donde hay parques y vías verdes, mercados orgánicos, seguro de salud, alternativas de transporte con más opciones para todos, y gimnasios y estudios de ejercicio.

La mala salud pone los logros educativos del estudiante en riesgo, aún si sus opciones son buenas. Por eso es importante entender cómo podemos alcanzar y mantener nuestra buena salud cada día.

Una mayor educación nos ayuda a entender una mejor educación de salud. Nos ayuda a entender mejor nuestras opciones para mejorar nuestros prospectos de estudio tales como escoger las mejores escuelas, buscar la mayor asistencia y apoyo, y mejores hábitos de estudio.

Las opciones sociales nos ayudan a entender cuándo podemos obtener esta educación que nos ayudará a mejorar nuestro futuro ingreso o calidad de vida. Ya sea a través de estudios, durante nuestra vida professional, o durante los años de madurez, la educación contínua es una opción para ayudarnos a mantenernos ágiles en nuestra mejor marca profesional o personal.

Las mejores oportunidades educativas nos dan acceso a las personas, recursos e información que pueden ayudarnos a obtener mejores opciones de salud. Estas oportunidades nos ayudan no solo a aprovechar mejor las opciones de acuerdo a nuestra a nuestra comida sino que también un nivel de actividad física, y la comprensión de que es mejor para nosotros, podemos pedir o demander la mejora de la calidad de nuestra vida.

Estas necesidades de salud se extienden a un nivel social y comunitario. La necesidad de contar con parques y opciones de transporte que incluyan vías verdes para caminar asi como andar en bicicleta van mas allá de estar activos físicamente. También incluye comprender cómo pedir ests opciones y el entendimiento de cómo participar para que esas demandas se cumplan. Esta actividad nos involucra directamente en el mejoramiento de nuestra salud y la de nuestra comunidad.

Tambien vemos como la educación ayuda a mantener nuestra salud mental y social de una manera contínua a lo largo de nuestra vida.

Hemos visto que participando en actividades físicas en áreas naturales crea una conexión con la naturaleza que nos desestresa dando un respiro interior. Este reeso nos ayuda a descansar y desconectarnos de nuestras preocupaciones y este pequeño descanso puede tener beneficios exponenciales en nuestra vida diaria que se pueden medir el paso del tiempo.

También entendemos que nuestra actividad social nos prove con una serie de conexiones de amigos y conocidos que nos apoyan emocionalmente también.

La lectura, origen de una gran parte del aprendizaje, es una actividad desestresante. Provee un descanso dentro de nuestra vida apresurada transportando nuestra atención a asuntos que requieren nuestro enfoque y habilidades analíticas. El studio nos ayuda a repasar lecturas con el fin de encontrar información específica para nuestro aprendizaje. Aplicamos nuestro enfoque al studio, como a la lectura recreativa también, pero el studio llama a nuestra mente a ejercitarse más.

Se ha observado que la salud y la longevidad están relacionadas al nivel económico de la persona. Este nivel puede sostener o aumentar los beneficios a través de estudios contínuous a lo largo de nuestra vida.

La educación tradicional no siempre es accessible a todos pero gracias a el creciente aceso de libros, cursos en línea, webinarios, podcasts y otros recursos electrónicos, los estudios básicos se han hecho posibles para un gran número de personas que quieren aplicarse a aprender algo nuevo o para alcanzar mayores niveles de especialización.

Los estudios muestran que las actividades educativas ayudan a retrazar síntomas de Alzheimer's dándole a la persona una mayor calidad de vida.

De esta misma manera, el aprender a tocar un instrumento, estudiar canto, jugar ajedrez, o practicar matemáticas retrazan la pérdida cognitive. Quizás esto es porque la mente considera estas actividades como nuevas lenguas que crean conexiones en nuevas partes del cerebro. Estas nuevas conexions comienzan a ampliar nuestro entendimiento y estimulan nuestra memoria. Podriamos decir que sacan mayor ventaja de la material gris usando áreas que quizas no hubiéramos utilizado a través de otros medios.

La actividad física es tambien una buena manera de estimular la coordinación de mente y cuerpo. Por eso que que el aprender actividades manuals o deportivas ayudan a crear estas conexiones beneficiosas que nos ayudan a estar más dispuestos, fuertes y balanceados.

La actitud tambien es importante. Tener la mente abierta a nuesvos conceptos y disposición para adquirir nuevos entendimientos nos predispone a un mejor aprendizaje. El aprender nos dá confianza y la habilidad de compartir una conversación o diálogo con cualquiera. Muchas veces nuestra confianza también se convierte en mayor felicidad. Esto puede ser porque estamos más cómodos con otros debido a que nuestra curiosidad y nuestra habilidad de contribuir en conversación nos deja adaptarnos mejor. Nos mantiene vibrantes intelectual y socialmente.

Mientras podamos manter un deseo de aprender y la curiosidad de alcanzar los beneficios físicos y emocionales que provee el aprendizaje, podremos disfrutar del placer de dominar algo nuevo, así como el gusto de compartir y aplicar el apendizaje como la base de un aprendizaje futuro.

Estas opciones nos ayudan a mantenernos motivados en nuestra vida y en nuestro desarrollo físico y mental.

Cómo retener nuestra motivación por el studio?

Escoje un área de estudio que siempre te ha interesado o un area de interés actual.

Primero identifica tus metas. Qué es lo que quieres alcanzar con tu studio?

Quieres:

Ejercitar tu mente?

Aprender algo nuevo?

Aprender algo que te llevará a nuevas oportunidades?

Aprender algo relevante a tu vida actual professional o personal?

Basándote en tus metas, consulta con personas que poseen los conocimientos o están relacionados en actividades que quieras aprender. Esto te dará una idea de qué cursos o instituciones ofrecen el mejor entrenamiento para ti.

Busca oportunidades de intercambio durante tu aprendizaje. Hay clases que ofrecen las oportunidades de conectar con un instructor en vivo y con otros participantes. Tambien puedes buscar cursos en linea o en persona para obtener el mejor beneficio de un intercambio educativo tradicional social.

Otra opción es la de conectar con alguien que domina o tiene los conocimientos sobre el tema que te interesa y quizás puedas organizer una reunión a una hora determinada cuando puedas compartir y converser sobre e tema.

Trata de aplicar tu nuevo aprendizaje lo más pronto posible. Se ha observado que aplicar la nueva sabiduría mejora el aprendizaje porque es cuando sumamos la teoría con la práctica alcanzando el resultado de asimilar a través de la experiencia. Por lo que debes buscar oportunidades de aplicar tu nuevo conocimiento para que se consolide. Busca proyectos donde puedas ejercitar tu aprendizaje en casa, a través del trabajo o dentro de algun grupo al cual pertenezcas.

Pon metas para lo que quieres alcanzar con tu aprendizaje. Quieres bailar tango? Bueno apúntate para bailar y aplica tu aprendizaje. Baila y disfruta tu nueva capacidad.

Estas aprendiendo un nuevo idioma? Qué tal planear un viaje para practicarlo?

O si estas tomando clases de música, que opinarias de un pequeño concierto con tus amigos y familia? O forma un grupo o una banda!

Que más? Qué aprenderás ahora? Que tal esa clase de geografía del mundo? O qué tal la clase de programación que puedes aplicar en el trabajo, o la clase de redes sociales para comunicarte con tus nietos, sobrinas y sobrinos?

Prepara un plan de studio y de aprendizaje por cada año y veras como poco a poco vas adquiriedo sabiduría que te dará mas palcer. Te mantendrá en buena forma mental y emocional sabiendo que estás expandiendo tu educación y manteniendo tu destresa mental.

Cómo podemos beneficiar el aprendizaje y la salud de nuestros hijos?

Es muy important que las escuelas desarrollen una educación completa. Esto debe apoyar y reforzar la salud y bienestar de cada estudiante, no solo física sino mental, emocional y socialmente para apoyar una salud completa.

Una salud completa considera la salud física, el apoyo y promoción de patrones sanos de alimentación y sus componentes para los miembros de la escuela dando un buen ejemplo para todos.

Un ambiente adecuado para el aprendizaje idealmente considera que cada estudiante esté sano y listo para aprender.

-El aprender se lleva a cabo en un ambiente seguro donde el estudiante está en calma.

-Las lecciones se presentant de una manera atractiva y motivadora para estimular la curiosidad y el aprendizaje.

-Apoyo para que cada estudiante sienta el reto para aprender y dar más de él mismo.

-Un esfuerzo sostenido para proveer un ambiente consistente, seguro y de aceptación.

Es importante notar que el efecto de las preocupaciones sociales y psicológicas afectan negativamente el desarrollo académic de los estudiantes. Estas pueden ser preocupaciones por amigos y familia, la muerte de un amigo o miembro de la familia, o una relación turbulenta, asi como la depresión, ansiedad, estrés o alteraciones debidas a afectaciones de desorden temporal con los cambios estacionales.

Esto resalta que proveer una asistencia para el mejor manejo de estas situaciones es benéfica para lograr un mayor enfoque de los estudiantes. Con este apoyo estrán mejor capacitados para reiniciar logros académicos positivos.

La buena salud y educación de nuestros hijos es importante porque:

-Mejora ingresos y recursos futuros gracias al hecho de que una educación prove mejores trabajos, mejores salaries y mejores recursos de salud.

-Da mayor acceso en el meoramiento de los beneficios sociales y psicológicos gracias a la reducción del estrés. La escasez que afecta nuestra salúd social y económica es menos prevalente con una mayor educación.

Los beneficios sociales y psicológicos también influyen creando hábitos de éxito tales como:

-Ampliando la consciencia

-Perseverancia

-El sentido de flexibilidad

-Auto control

-La habilidad de dialogar y alcanzar acuerdos con otros gracias a la buena salud social.

-La capaciad de dar

Una buena red de contactos también ayuda a mantener buena salud porque puede proveernos con una conexión a recursos emocionales, financieros y psicológicos.

Por último, la buena salud junto con la educación son importantes. Generan un compromiso hacia un buen comportamiento de salud. Provee el entendimiento y enseñanzas para generar un comportameito que nos ayuda a entender nuestra mejor salud y los recursos para apoyarla. De la misma manera, podemos alcanzar mejores recursos en nuestra comunidad para enaltecer nuestra calidad de vida, educación y salud.

Por supuesto, una buena salud beneficia nuestra condición como estudiantes, por lo que nos damos cuenta que podemos mejorar nuestra salud manteniendo una mente ágil y alerta a través de una vida rica en aprendizaje.

Entendemos que emprender diferentes actividades es beneficioso para el aprendizaje tal como el aprender un nuevo lenguaje, música o canto. Aprender nuevas actividades físicas es también una nueva manera de mantener una conexión ágil entre la mente y el cuerpo. Esa es la manera en que mantenemos una buena condición física y buen equilibrio.

Tomemos nota que el buen humor ayuda a reducir el estrés y aumenta la atención creando mejores oportunidades para aprender.

Un ambiente sano prove todos los elementos que contribuyen al aprendizaje como lo es un espacio seguro y positivo que apoya las necesidades del individuo y su educación. Unos padres y abuelos mejores educados darán paso a hijos mejor educados. La mejor inversión para el futuro.

Tip #10 Dar

Mi ultimo tip holístico de rejuvenecimiento es DAR.

Seguramente preguntarás, qué tiene que ver el dar con el rejuvenecimiento?

Veamos qué es lo que sabemos sobre el dar:

San Francisco of Asís dijo, *"Porque es en el dar que recibimos."*

Winston Churchill dijo, *"Nos ganamos la vida por lo que obtenemos. Hacemos una vida por lo que damos."*

El profeta Kahlil Gibran Kahlil dijo, *"Das pero poco cuando das de tus posesiones. Es cuando das de ti mismo cando realmente das."*

Y la Madre Teresa nos dijo, *"No es qué tanto damos sino que cuánto amor le ponemos a lo que damos."*

Quizás estas palabras nos lleven a entender lo que el dar puede ofrecer para ayudar a elevar nuestra salud y consecuentemente ayudar a que los años nos sirvan y enmarquen nuestra vida.

La generosidad se puede medir de diferentes maneras:

Económicamente, podemos decir que dar de nuestra propia riqueza es lo que tradicionalmente entendemos como el *dar*. Y este dinero puede ser de nuestros propios fondos o aquellos de alguna corporación a la que servimos.

Dar de nuestra riqueza es una manera de dar. No solo se refiere a nuestro dinero sino a la abundancia que tenemos. Las bendiciones que la vida nos ha dado, en bienes, talento, tiempo y corazón.

Para el mejor entendimiento del valor de estas bendiciones intangibles podemos recorder unos pasajes de la biblia que dicen:

En Mateo 19:21, Jesús responde, *"Si quieres ser perfecto entonces, vende tus posesiones y da a los pobres, y tendras tesoro en el cielo. Después, sígueme."*

En Marcos 12:42-44, dice, una pobre viuda vino y dio dos pequeñas monedas que valían solo unos cuántos centavos. Llamando a sus discipulos Jesús dijo, *"En verdad les digo, esta viuda ha dado mas que todos ellos. Ellos dieron de sus riquezas; pero ella, de su pobreza, dio todo—todo lo que tenía para vivir."*

Y en Malaquias 3:10, dice *"Tráeme toda la limosna a esta bodega para que haya alimento en mi casa. Pruébame en esto"*, dijo el Señor Todopoderoso, *"y ve si no habro las compuertas del cielo y derramo tantas bendiciones que no habrá espacio suficiente para almacenarlas."*

Estas escrituras nos muestran el valor espiritual de la generosidad.

El dar nos permite sentir determinada felicidad por ser capaces de ayudar a algún necesitado a través de la bondad. Se ha demostrado que esta acción nos dá mejor resultado que si nos gastáramos el dinero en nosotros mismos. Lo mismo ocurre cuando llevamos a cabo actos de bondad.

Científicamente, hemos visto como el dar active los centros del placer emitiendo endorfinas en el cerebro. Nuestra conexión social y la confianza también aumentan. Los beneficios de la generosidad a nuestra salud han sido observados en las personas mayores y enfermizas, aun en aquellos que están enfermos crónicamente.

Los resultados de los estudios van mas allá y demuestran que el dar de nuestro tiempo como voluntarios para dos o mas organizaciones de servicio a la comunidad resultan en una reducción de la mortalidad en un 44% durante un period de 5 años. Y esta generosidad incluye dar a amigos, parientes y vecinos, asi como el dar apoyo emocional a nuestra pareja.

Para empezar a medir los beneficios a nuestra salud se ha comprobado que el ser generoso mejora nuestra salud física y nuestra longevidad reduciendo estrés. Esto se puede medir en los participantes cuya presión arterial fué más baja que la de los que no participaron.

Los beneficios físicos continuan a través de los beneficios sociales. Aquí es donde podemos recalcar que el dar es recibir. Y podemos ver que el recibir puede venir de la misma persona a quien ayudamos, pero muchas veces, viene de alguien más. Es una semilla que plantamos en el universe y la vida nos la regresa de una manera recíproca. Quizá esto es de lo que se trata *"abro las compuertas del cielo"*.

Esto se ve en la manera que nuestra confianza se fortifica y en la cooperación de nuestros círculos sociales. Se ha observado que el dar a través de una conexión social contribye a nuestra salud, riqueza y felicidad porque fortifica nuestra conexión con otras personas con nosotros mismos. Es cuando sentimos lo que llamamos unidad de espíritu que lo podemos entender.

El dar también nos trae otro beneficio: nos permite sentir gratitude. La gratitude es el beneficio de la generosidad. Es algo que se siente no solo por la persona a quien damos sino que es un beneficio para nosotros tambien.

Se ha visto que el mantener un diario de gratitude, donde cada noche antes de dormir, escribímos 5 incidentes que sucedieron durante el día por los cuales sentimos gratitud, es sufiiente para poder comenzar a cosechar los beneficios físicos, emocionales y espirituales del altruismo.

Estos 5 incidentes pueden ser desde estar agradecidos pore star vivos, a contemplar una bella puesta de sol, el apreciar que una persona especial esté en nuestra vida, aún los incidents dificiles que nos ayudan a apreciar y valorar las circunstncias así como las enseñanzas que nos traen.

Estudios que miden la gratitud indicaron que la persons que mantenian un diario de gratitud presentaron resultados que mostraban mayor atención, entusiasmo y energía. Estas personas se ejercitaban más, dormian mejor, sentían menos síntomas de enfermedad, su presión arterial disminuyo, y en general, eran más cuidadosos de su salud. Estas personas también eran mas sensibles; sentían menos soledad, mayor compasión y satisfacciones.

Otro beneficio del altlruismo es que es contagioso!

Cuando una persona dá, incita la generosidad en los demás. Esto se ha visto muchas veces cuando una persona dá y siente el placer de dar. El efecto de la oxitocina los estimula y sienten calidez, júbilo y conexión con otros, y su euphoria de generosidad puede motivar a otros en su círculo social a dar también.

Estas acciones pueden detonar una cadena de altruísm y bienestar que eleva a todos con mayor felicidad y gratitud, continuando aún más con los beneficios.

Entonces vemos que el dar tiene muchas ventajas:

Baja el nivel de estrés y aumenta la felicidad

Estos beneficios incluyen la reducción de la presión arterial alta reduciéndo el riesgo cardiovascular, menos ansiedad y depresión y también reduce el riesgo de demencia.

Aumenta nuestra longevidad

Al vivir con mas calma y más calma y reducimos los riesgos de salud y vemos que vivimos más felices. Tenemos mayor satisfacción personal.

Beneficia el bien común

Vemos que cuando damos de nuestro tiempo y esfuerzo para satisfacer las necesidades de otros, nos enfocamos en el bien común y nuestras preocupaciones y dificultades personales se reducen. Estamos centrados y vivimos el momento aprovechando la oportunidad de enfocarnos en servir a través de actos de bondad amorosa. Las consecuencias de estas acciones nos brindan un mayor sentido de gratificación.

Aumenta la conexión entre nuestras relaciones personales y las de trabajo

El dar entre compañeros de trabajo y entre amigos crea una conexión de hermandad al mismo tiempo que genera bienestar.

Crea una cadena de ejemplo para los demás

Hemos observado que recibir nos otorga un cierto nivel de felicidad pero el efecto se ha visto que es temporal. La persona que dá disfruta mayores recompensas físicas y emocionales recibiendo beneficios mas duraderos.

Estos beneficios son más notorios cuando el dar se lleva a cabo por razones altruístas. Originadas por razones que no tienen que ver con el interés de recibir. El efecto se amplifica cuando mantenemos en mente que lo bueno beneficia a otros y cómo los beneficia.

Se ha observado que las personas que dán de su tiempo como voluntrios obtienen multiples beneficios tales como mejores amistades y redes sociales, mayor control sobre condiciones de salud crónica, menos ansiedad, menos problemas para dormir y menos frustración e impotencia.

Dar como voluntario se puede sumar en el beneficio de aportar hacia una causa mayor. Formar parte de un esfuerzo más grande que uno mismo es lo que crea los beneficios de salud mental y física.

Por esta razón, si queremos tener una mayor paz interior y sentirnos más felices además de experimentar una mayor conexión con nuestra comunidad, el trabajar como voluntario dando de una manera altruista es lo mejor para nuesra salud física y mental, nuestro rejuvenecimiento.

Conclusión

Estos 10 Mejores Tips son esenciales para tu salud holística y rejuvenecimiento.

Con consideración a nuestro cuerpo, mente y espíritu, estos tips, básicos y sencillos son una guía hacia una mayor percepción de nuestra salud holística fundamental. El entender estos aspectos completos y simplificados de salud y bienestar, ilumina la importancia de ver todas las áreas de salud. Esta perspectiva es la llave cuando queremos evitar aquellos aspectos que nos estresan y nos causan envejecimiento prematuro.

Debemos de trabajar interiormente tanto como en el exterior y en nuestros alrededores para encontrar el equilibrio que crea un espacio sano donde podamos vivir y crecer.

Estos tips son unos pasos sencillos pero determinantes para darnos las herramientas para cimentar nuestra buena salud y reforzar tus esfuerzos holísticos y complementarios. Puedes incorporar estos tips en tu vida diaria para dirigir y fortalecer tus actividades de anti-envejecimiento. Te ayudan a empoderarte para mejorar tu salud física, emocional y spiritual. Estas sencillas acciones te sirven para sacar profundo provecho para tu cuerpo, mente y espíritu con el resultado de beneficiar tu rejuvenecimiento, de adentro hacia afuera.

www.ingramcontent.com/pod-product-compliance
Lightning Source LLC
Chambersburg PA
CBHW050529280326
41933CB00011B/1518